西
白
虎
·
七

낭송 동의보감 잡병편 (1)

낭송Q시리즈 서백호 07
낭송 동의보감 잡병편 (1)

발행일 초판6쇄 2021년 9월 17일(辛丑年 丁酉月 戊辰日)
지은이 허준 | **풀어 읽은이** 박장금, 이영희, 이현진 | **펴낸곳** 북드라망 | **펴낸이** 김현경 |
주소 서울시 종로구 사직로8길 24 1221호(내수동, 경희궁의아침 2단지) |
전화 02-739-9918 | **이메일** bookdramang@gmail.com

ISBN 978-89-97969-59-3 04510 978-89-97969-37-1 (세트) |
이 도서의 국립중앙도서관 출판시도서목록(CIP)은 서지정보유통지원시스템 홈페이지
(http://seoji.nl.go.kr)와 국가자료공동목록시스템(http://www.nl.go.kr/kolisnet)에서
이용하실 수 있습니다.(CIP제어번호: CIP2015001990) | 이 책은 저작권자와 북드라망
의 독점계약에 의해 출간되었으므로 무단전재와 무단복제를 금합니다.
잘못 만들어진 책은 서점에서 바꿔 드립니다.

책으로 여는 지혜의 인드라망, 북드라망 **www.bookdramang.com**

낭송
Q
시리즈

서백호
07

낭송
동의보감 잡병편 (1)

허준
지음

박장금,
이영희,
이현진
풀어
읽음

고미숙
기획

티

1. '낭송Q'시리즈의 '낭송Q'는 '낭송의 달인 호모 큐라스'의 약자입니다. '큐라스'(curas)는 '케어'(care)의 어원인 라틴어로 배려, 보살핌, 관리, 집필, 치유 등의 뜻이 있습니다. '호모 큐라스'는 고전평론가 고미숙이 만든 조어로, 자기배려를 하는 사람, 즉 자신의 욕망과 호흡의 불균형을 조절하는 능력을 지닌 사람을 뜻하며, 낭송의 달인이 호모 큐라스인 까닭은 고전을 낭송함으로써 내 몸과 우주가 감응하게 하는 것이야말로 최고의 양생법이자, 자기배려이기 때문입니다(낭송의 인문학적 배경에 대해 더 궁금하신 분들은 고미숙이 쓴 『낭송의 달인 호모 큐라스』를 참고해 주십시오).

2. 낭송Q시리즈는 '낭송'을 위한 책입니다. 따라서 이 책은 꼭 소리 내어 읽어 주시고, 나아가 짧은 구절이라도 암송해 보실 때 더욱 빛을 발합니다. 머리와 입이 하나가 되어 책이 없어도 내 몸 안에서 소리가 흘러나오는 것, 그것이 바로 낭송입니다. 이를 위해 낭송Q시리즈의 책들은 모두 수십 개의 짧은 장들로 이루어져 있습니다. 암송에 도전해 볼 수 있는 분량들로 나누어 각 고전의 맛을 머리로, 몸으로 느낄 수 있도록 각 책의 '풀어 읽은이'들이 고심했습니다.

3. 낭송Q시리즈 아래로는 동청룡, 남주작, 서백호, 북현무라는 작은 묶음이 있습니다. 이 이름들은 동양 별자리 28수(宿)에서 빌려 온 것으로 각각 사계절과 음양오행의 기운을 품은 고전들을 배치했습니다. 또 각 별자리의 서두에는 판소리계 소설을, 마무리에는 『동의보감』을 네 편으로 나누어 하나씩 넣었고, 그 사이에는 유교와 불교의 경전, 그리고 동아시아 최고의 명문장들을 배열했습니다. 낭송Q시리즈를 통해 우리 안의 사계를 일깨우고, 유(儒)·불(佛)·도(道) 삼교회통의 비전을 구현하고자 한 까닭입니다. 아래의 설명을 참조하셔서 먼저 낭송해 볼 고전을 골라 보시기 바랍니다.

▷ 동청룡: 『낭송 춘향전』 『낭송 논어/맹자』 『낭송 아함경』 『낭송 열자』 『낭송 열하일기』 『낭송 전습록』 『낭송 동의보감 내경편』으로 구성되어 있습니다. 동쪽은 오행상으로 목(木)의 기운에 해당하며, 목은 색으로는 푸른색, 계절상으로는 봄에 해당합니다. 하여 푸른 봄, 청춘(靑春)의 기운이

가득한 작품들을 선별했습니다. 또한 목은 새로운 시작을 의미하기도 합니다. 청춘의 열정으로 새로운 비전을 탐구하고 싶다면 동청룡의 고전과 만나 보세요.

▷ 남주작 : 『낭송 변강쇠가/적벽가』 『낭송 금강경 외』 『낭송 삼국지』 『낭송 장자』 『낭송 주자어류』 『낭송 홍루몽』 『낭송 동의보감 외형편』으로 구성되어 있습니다. 남쪽은 오행상 화(火)의 기운에 속합니다. 화는 색으로는 붉은색, 계절상으로는 여름입니다. 하여, 화기의 특징은 발산력과 표현력입니다. 자신감이 부족해지거나 자꾸 움츠러들 때 남주작의 고전들을 큰소리로 낭송해 보세요.

▷ 서백호 : 『낭송 홍보전』 『낭송 서유기』 『낭송 선어록』 『낭송 손자병법/오자병법』 『낭송 이옥』 『낭송 한비자』 『낭송 동의보감 잡병편 (1)』로 구성되어 있습니다. 서쪽은 오행상 금(金)의 기운에 속합니다. 금은 색으로는 흰색, 계절상으로는 가을입니다. 가을은 심판의 계절, 열매를 맺기 위해 불필요한 것들을 모두 떨궈 내는 기운이 가득한 때입니다. 그러니 생활이 늘 산만하고 분주한 분들에게 제격입니다. 서백호 고전들의 울림이 냉철한 결단력을 만들어 줄 테니까요.

▷ 북현무 : 『낭송 토끼전/심청전』 『낭송 노자』 『낭송 대승기신론』 『낭송 동의수세보원』 『낭송 사기열전』 『낭송 18세기 소품문』 『낭송 동의보감 잡병편 (2)』로 구성되어 있습니다. 북쪽은 오행상 수(水)의 기운에 속합니다. 수는 색으로는 검은색, 계절상으로는 겨울입니다. 수는 우리 몸에서 신장의 기운과 통합니다. 신장이 튼튼하면 청력이 좋고 유머감각이 탁월합니다. 하여 수는 지혜와 상상력, 예지력과도 연결됩니다. 물처럼 '유동하는 지성'을 갖추고 싶다면 북현무의 고전들과 함께해야 합니다.

4. 이 책 『낭송 동의보감 잡병편 (1)』은 풀어 읽은이가 『동의보감』 「잡병」편의 내용을 그 편제를 새롭게 하여 가려 뽑아 엮은 발췌 편역본으로, 『원본 동의보감』(남산당, 영인본)을 저본으로 했습니다. 『동의보감』의 원 목차는 이 책의 맨 뒤에 실려 있습니다.

차 례

『동의보감 잡병편 (1)』은 어떤 책인가

병은 천지운기와 함께 온다

1. 몸은 천지자연과 공존하니

신이 삼가 살펴보건대, 몸 안에는 오장육부가 있고, 밖에는 근골·기육·혈맥·피부가 있어 그 형체를 이루는데, 정精·기氣·신神이 장부와 온갖 부위의 주가 됩니다.

허준은 『동의보감』「집례」에서 몸을 세 가지로 구분하였다. 몸 안의 오장육부와 몸 밖의 근골·기육·혈맥·피부, 몸 안팎을 주재하는 정·기·신이 그것이다. 하여 생명의 원천인 정, 인체의 생리적인 운용을 담당하는 기, 정신활동의 주체인 신이 몸속의 가장 안쪽에 자리잡고, 몸 안에 오장육부가 있고, 몸 바깥에 근골·기육·혈맥 등이 자리한다. 허준은 이렇게 몸을 안팎으로 나누어 보았다. 따라서 『동의보감』은 몸 안의 풍경인 「내경편」과 몸 바깥의 형상인 「외형편」으로 나뉜다.

또한, 우리 몸은 천지자연과의 관계 속에서도 안팎이 나뉜다. 천지자연과 몸 사이의 대칭적 구도 속에서 또 다른 안팎이 생긴 셈이다. 이것이 「내경편」과 「외형편」에 이어 「잡병편」이 등장한 까닭이다. 몸과 천지자연이 열린 평면 위에서 그대로 공존하고 있는 것이다. 하여 몸은 정기신을 기둥으로 삼아 천지자연과 원활하게 통하고 있다. 그 통하는 바의 크기와 넓이가 바로 몸의 능력이다.

2. 내 안의 자연은 지금 여기 있으니

"밤하늘의 별을 보고 길을 찾아 가던 시대는 복되도다!"(루카치, 『소설의 이론』) 무언가 잃어버리고도 무엇을 잃어버렸는지 모르는 시대, 언제나 그 무엇을 찾아 헤매야 하는 시대에 직면해 있는 우리에게 저 별이 우리의 가는 길을 밝혀주던 시대로 돌아가는 길은 영영 막혀버린 것일까?

서양 고대의학의 편린을 엿볼 수 있는 『히포크라테스 선집』에는 기후와 지형에 대한 자연 탐구가 주를 이룬다. 다양한 자연현상에 대한 탐구, 그것은 존재들에 내재하는 운동 원리에 대한 탐구다. 이 운동 원리가 그리스어로 '피시스'(phisis)이다. 피시스는 '낳다' 혹은 '자라다'라는 동사에서 유래하여 '탄생'과 '성장'의 의미를 지닌다. 스스로 생기고, 성장해 갈 뿐 다른 것의 지배를 받지 않는 자기 창조적 속성을 지닌 것이 '피시스'다. 이는 동양의학으로 말하면 '천지자연'이다. 『동의보감』은 이 자연의 원리들이 어떻게 운용되며, 우리 몸에서는 어떻게 펼쳐지는지 알려준다.

병은 내 몸의 리듬과 우주의 리듬이 어긋났다는 메시지다. 밤하늘의 별을 보고 이 땅의 계절을 알고, 사계절의 변화에 따라 몸은 풍·한·서·습·조·화의 리듬을 탄다. 그러니 병을 치유하려면? 우주의 리듬과 일상의 리듬을 맞춰야 한다. 해가 뜰 때 일어나고 해가 질 때 잠을 잔다. 봄에 일을 펼치고, 여름에 분주히 활동하고, 가을에 결실을 맺고, 겨울에 기운을 모으고……. 이것이 바로 양생, 타고난 생명력을 기르는 것이다.

그렇다. 저 빛나는 별의 세계와 인간은 하나로 연결되어 있다. 저 복된 시대는 잃어버린 것이 아니라, 여기 나의 몸에 이미 존재하고 있었던 것이다.

3. 천지 사이에 운행하는 기운과 병

『동의보감』에서 천지운행의 원리를 설명한 것이 '천지운기'天地運氣다. 「잡병편」을 펼치자마자 바로 등장

한다.

"하늘은 어디에 의지하는가? 땅에 의지한다. 땅은 어디에 의지하는가? 하늘에 의지한다. 그렇다면 하늘과 땅은 어디에 의지하는가? 자연에 의지한다."

땅의 기운인 지기地氣는 천기天氣로부터 유래하고, 하늘의 기운인 천기는 땅속으로 들어간 후 다시 지기의 형태로 나와 만물을 자라게 한다. 그래서 천지운기는 하늘에는 오운, 땅에는 육기로 형성되었다. 이 기운들이 변화하여 기후가 형성되고, 그 기후에 따라 땅의 특질이 만들어진다. 예컨대, 오행상 봄은 목木에 해당된다. 하여 목이 지닌 활동력이 봄을 지배하는 법칙이 된다. 이것을 구체적인 기운의 양태로 말하면 '풍'風이다. 그런데 이 풍이 봄의 절기마다, 해마다, 장소마다 달라진다. 이렇게 시공간적으로 달라지는 기운의 변화를 탐구하는 것이 '천지운기'다. 앞에서 말했듯이, 인간은 천지자연과 함께 살아간다. 이것은 달리 말하면 인간은 자연의 변화, 구체적으로는 기의 성쇠에 적응하며 살아가야 한다는 것이다. 그러니 천지운기는 살아가는 데 있어 매우 중요하다. 『낭송 동의보감 잡병편 (1)』의 1부에는 이러한 천지운기의 대원칙들을 담았다. 자연의 원리와 기운의 변화가 궁금하다면, 1부를 보시라. 읽고 낭송하다보면 어느새 천지의 기운에 감응될지도 모를 일이다.

2부부터는 천지의 기운변화에 따라 일어나는 병의 양태들을 담았다. 인간은 천지자연과 분리된 적이 없으니 천지가 일으키는 풍·한·서·습·조·화의 활동이 인간의 몸속에서도 일어난다. 풍·한·서·습·조·화는 봄, 여름, 가을, 겨울에 만나는 여섯 가지 기[六氣]다. 이 여섯 가지 기운의 균형이 깨졌을 때 각종 병들이 나래를 편다. 나무에 꽃이 피듯 봄에는 풍병, 여름에는 서병, 늦여름엔 습병, 가을에는 조병, 겨울에는 한병이 피어난다.

육기의 첫 페이지를 장식하는 2부의 풍風을 만나보자. 풍, 하면 봄에 살랑살랑 불어오는 바람이 떠오른다. 그 바람이 내 몸 안에 나쁜 기운으로 작동하면 풍병이 된다. 독풍, 자풍, 간풍, 완풍, 역풍 등등, 풍병은 헤아릴 수 없을 만큼 많다. 그중에서도 몸을 잘 쓰지 못하는 중풍은 대표적인 풍병이다. 한데, 중풍은 꼭 봄에만 생기는 것은 아니다. 몸 안에도 늘 바람이 부는데 이것이 병리적으로 작동하면 언제든지 중풍이 된다. 사실 바람은 매우 필요한 기운이다. 새로운 일을 계획하거나 새로운 사람을 만나는 것도 몸 안팎의 바람이 불어야 가능하다. 이렇게 바람은 어떤 일의 동력이 되기도 하지만, 어떤 결과를 초래할지 알 수 없을 만큼 변화무쌍하다. 그래서 풍은 백가지 병의 으뜸으로 친다. 그만큼 일도 잘 벌릴 뿐아니라 병도 잘 만들기 때문이다. 몸속에 부는 바람의 변주능력을 알고 싶다면 2부 바람의 기, 풍을 낭송해보시라.

3부는 차가운 기, 한寒이다. 한은 겨울의 주된 기운이다. 감기를 떠올리면 쉽다. 한기가 피부에 침입하면 오한과 발열이 난다. 이것을 바로 치료하지 않으면 한기는 경맥을 타고 점점 깊숙이 들어간다. 그러면 차가운 기에 몸이 상해 상한병傷寒病이 된다. 상한병은 몸 겉의 태양경맥에서 시작해 양명경, 소양경을 거쳐 궐음경까지 간다. 그에 따라 허리와 등뼈가 뻣뻣해지고 콧구멍이 마르고 배가 불러 온다. 경맥을 따라 상한병이 변화하는 모습은 3부에서 볼 수 있다.

4부는 더운 기, 서暑이다. 서는 여름철에 만나는 기운이다. 서병은 여름철 더위를 먹어 생긴다. 몸에서 열이 나고 저절로 땀이 나면서 입이 마른다. 그러나 환자에게 찬물을 주거나 끼얹으면 안 된다. 이때는 양기陽氣가 피부 표면으로 떠올라 뱃속은 차갑다. 그러니 뜨거운 물에 수건을 적셔 뱃속으로 따뜻한 기운이 들어가게 찜질해주면 좋다. 사계절 중 여름철이 조리하기 가장 힘들다는 것도 속이 찬 줄도 모르고 차가운 것을 마구 먹기 때문이다. 그만큼 여름철에는 음식을 먹는 것도, 생활에 절제를 이루기도 어렵다. 더위에 기운이 늘어져 방심하기 쉽기 때문이다. 여름철 양생법이 궁금하다면 4부를 보시라.

5부는 축축한 기, 습濕이다. 습은 늦여름의 기운이다. 습은 토土의 기운이다. 여름철 땅이 열기를 받아 무르익으면 만물이 축축해진다. 사람은 땅을 밟고 살기 때문에 습기를 받을 때가 많다. 자신도 모르는 사이에 습에 감촉되어 습기가 몰려들면 숨이 차고 기침이 나며, 토하고 설사한다. 습은 몸속에서도 생기는데 날것이나 찬 것, 술이나 국수를 먹으면 비장을 막아 생긴다. 습병은 풍·한·서와 달리 진행이 느려 금방 알아채기가 어렵다. 5부에는 다양한 습병과 치료법, 금기사항을 알려준다.

6부는 메마른 기, 조燥이다. 조는 가을의 기운이다. 가을에는 습한 기운이 바람에 날아가고 건조한 기운이 지배한다. 이때는 몸의 수분과 진액이 소모되어 병이 생긴다. 그래서 가을이 되거나 중년이 되면 피부가 마르게 되는데 건조한 가을 기운 때문이다. 이때는 혈을 보해주어야 한다. 혹 피부가 건조한 중년이신가? 6부에서 그 지혜를 탐색해 보는 것도 좋겠다.

7부는 불의 기, 화火이다. 화는 계절에 속한 기운은 아니다. 하지만 풍·한·서·습·조는 화의 잠재인자이기도 하다. 이 다섯 기운은 일정한 조건이 되면 모두 화로 변할 수 있기 때문이다. 그렇다면 화는 어떻게 생기는 걸까? 또, 몸에 화가 작용하면 어떤 증상들이 생길까? 화를 억제하는 방법은 어떤 것이 있을까? 이런 것들이 궁금하다면 7부를 보시라. '화'가 궁금해서 읽다보면 마지막 순간에 욕심을 끊고 마음을 비우게 될지도 모르겠다.

계절의 변화에 따라 풍·한·서·습·조·화의 스텝을 온전히 겪어내는 것이 순환이라면, 어떤 스텝에 걸려 그 다음 스텝으로 넘어가지 못하는 것이 바로 병이다. 순환하지 못하는 몸, 안팎의 기운이 통하지 못하고 막혀 있는 몸, 고로 자연과 호흡하지 못하는 몸이 곧 병이다. 이럴 때 육기와 병의 배치를 낭송하다보면, 육기의 무궁무진한 활용법 또한 가능하리라. 어느새 내 몸을 조율하는 힘도 생기고, 이미 다음 스텝으로 넘어가 있을지도 모르겠다.

『낭송 동의보감 잡병편 (1)』은 「잡병편」의 본래 체재에서 변화를 주었다. 허준은 「잡병편」을 천지운기, 심병審病, 변증辨證, 진맥診脈, 용약用藥, 토吐, 한汗, 하下를 배열하고, 그 뒤에 풍·한·서·습·조·화를 배치하였다. 이는 진단학과 치료학의 이론들을 먼저 배치하고, 육기를 시작으로 여러 가지 병들의 향연을 보여주고자 한 것이다. 하지만 『낭송 동의보감 잡병편 (1)』에서는 천지운기와, 이 기운들이 몸과 얽히고설켜 병의 파노라마를 보여주는 육기를 엮는 것이 자연스러운 흐름이라고 판단하여 같이 묶었다. 이것은 몸 바깥에서 일어나는 기운과 병을 곧바로 연관 지어 생각해 볼 수 있게 한 것이다.

4. 『동의보감』의 최고 공부법, 낭송하라!

이번 낭송Q시리즈 『낭송 동의보감 잡병편 (1)』을 작업하면서 낭송하기 좋은 소리를 만들기 위해 감이당과 남산강학원의 학인들과 읽는 작업을 계속했다.

하지만 모두가 『동의보감』을 공부한 것은 아니라서 혹시라도 『동의보감』을 의학책이라고 낯설어하면 어떡하나 걱정을 했다. 그것은 기우였다. 학인들은 너무 재밌어 하면서 이렇게 구체적이고 잘 정리된 몸에 대한 텍스트가 있다는 것에 놀라워했다. 지금 우리에게 의학은 늘 전문가의 영역이고, 아프면 전적으로 의사에게 의존할 수밖에 없다. 그러니 의학은 가까이 하기엔 너무 먼 공부였다. 하지만 『동의보감』은 생명의 원리와 내 몸의 원리가 연동되는 자연철학을 기반에 두고 있기 때문에 그 자체로 몸과 우주의 지혜를 함께 공부하게 된다.

동양에서 소리는 율려律呂다. 율은 양의 기운이며 려는 음의 기운이다. 율은 만물을 자라나게 하는 소리이고, 려는 만물을 성숙하게 하는 소리다. 율려는 12개의 소리로 분화한다. 이 소리는 우리 몸의 12경맥과 대응한다. 그래서 특정 경맥에 병이 나면 그에 해당하는 음이 잘 나오지 않는다. 그러니 그 소리를 잘 이용해서 경맥을 자극하면 병을 낫게 할 수 있다. 이것이 바로 낭송의 힘이다. 그러니 『동의보감』을 공부하는 최고의 방법이 '낭송'일 수밖에.

이것이 3년 넘게 『동의보감』을 공부하면서 터득한

이치다. 기초가 되는 내용은 무조건 암기하고 입에 붙을 때까지 낭송하는 것. 그렇게 입에 붙이고 몸에 붙이다 보면 율려와 함께 우주의 리듬을 타고 뭉쳐 있던 기가 순환한다. 특히 1부 '천지운기편'을 낭송 하면 낭송 자체로 내 몸의 운기와 밖의 운기가 섞이 는 치유의 경험을 하게 될 것이다.

읽고, 쓰고, 낭송하는 동안 『동의보감』의 기운에 감기感氣되었다. 읽을수록 새로운 깊이와 의미로 문 장들이 다가왔다. 이것이 우리에겐 더없는 기쁨이었 다. 공동작업을 하는 동안, 하늘과 땅이 서로 의지하 듯, 서로서로가 큰 힘이 되었다. 늘 그렇지만 턱없이 모자란 우리를 이끌어주신 고미숙 선생님께 감사드 린다. 『동의보감』의 세계로 순조롭게 나아가게 해준 도담 선생님께도 감사드린다. 읽고, 다듬는 과정을 함께 한 감이당과 남산강학원 식구들에게도 감사드 린다. 끝으로, 천지자연이 여기 있음에 내가 있으니 이 시대는 복되다.

감이당 공부방 '베어하우스'에서
박장금, 이영희, 이현진

낭송Q시리즈 서백호
낭송 동의보감 잡병편(1)

1부
하늘과 땅 사이에 운행하는 기,
천지운기天地運氣

1-1.
의사는 마땅히 하늘과 땅 사이에 운행하는 기를 알아야 한다

『내경』에서는 "그 해의 운기運氣가 세고 약한 것, 허虛하고 실實한 것을 알지 못하면 훌륭한 의사가 될 수 없다"고 하였다. 왕빙王氷은 "하늘과 땅 사이에 운행하는 기의 변화를 알지 못하는데 사람의 병을 어떻게 알 수 있겠는가?"라고 여겼다. 그러니 의사는 반드시 하늘과 땅 사이에 운행하는 기, 천지운기天地運氣를 알아야 한다.

1-2.
하늘의 시간은 규칙적으로 순환한다

소자邵子: 소강절, 1011~1077의 『황극경세서』皇極經世書에서
1원元은 12회會이고, 1회는 30운運이며, 1운은 12세歲
라고 하였다. 이것은 한 해가 열두 달이며, 한 달이 30
일이고, 하루가 열두 시간*인 것과 같다.

그러니 서산西山 채씨蔡氏: 송대의 철학자 채원정가 말한다.
"1원의 수數는 곧 한 해[歲]의 수가 된다. 1원에는 12회
가 있고, 360운이 있고, 4,320세가 있다. 이것이 바로
한 해가 열두 달이고 360일이며 4,320시간인 것과 같
다. 앞의 6회는 성장하고 뒤의 6회는 쇠퇴한다. 곧 한
해의 자월子月: 동짓달, 음력 11월부터 다음 해 사월巳月: 음력

---

* 옛날에는 하루를 자, 축, 인, 묘, 진, 사, 오, 미, 신, 유, 술, 해의 12시간으로 갈라
보았다.

4월까지는 성장하고, 오월午月: 음력 5월부터 해월亥月: 10월

까지는 쇠퇴하는 것이다.

만물이 1원의 인寅에서 깨어나는 것은 동면하던 동

물이 정월[寅月], 절기로는 경칩驚蟄에 깨어나는 것과

같고, 1원의 술戌에서 내보이지 않고 감추는 것은 동

면에 들어가는 동물이 음력 9월[戌月], 절기로는 입동

立冬에 굴로 들어가는 것과 같다. 1원은 12만 9천 600

해이고, 1회는 12만 9천 600달이며, 1운은 12만 9천

600날이고, 1세는 12만 9천 600시간이다. 이것은 규

칙적인 하늘의 운행에서 자연적으로 이루어진 수이

며 억지로 맞춘 것이 아니다."

1-3.
맑은 기운은 하늘이 되고,
무겁고 흐린 기운은 땅이 되었다

옛 선현들은 논한다. 하늘과 땅이 나뉘기 이전 태초에는 서로 뒤섞여 오직 하나의 기氣일 뿐이었다. 그러다가 오래 지나면서 밖에서 돌던 것은 점차 가벼워지고 맑아졌으며, 그 속에서 엉키고 모였던 것은 점차 무거워지고 흐려졌다. 그 가볍고 맑은 기운이 몰려서 하늘을 이루었고, 무겁고 흐린 기운은 뭉쳐서 땅을 이루었다. 하늘이 이루어졌다는 것은 해와 달과 별 등이 생겨났다는 것이고, 땅이 이루어졌다는 것은 물과 불, 흙과 돌 따위가 생겨났다는 것이다. 하늘은 땅의 겉을 싸고 쉼 없이 돌고, 땅은 하늘 속에 있어서 안정되어 움직이지 않는다. 하늘은 돌아가니 그 기운이 빠르고 굳세다. 그렇기 때문에 땅이 그 속에 떠 있으면서도 떨어지지 않는다. _『정리』(正理)

1-4.
태양이 도는 길은 황도,
하늘의 허리는 적도

옛 선현들은 말한다. "하늘의 형체는 몹시 동그랗기 때문에 빈 공과 같고, 땅은 그 가운데 떠 있다. 사람과 동식물은 땅 위에서 살고, 땅의 형체는 정방형으로 주사위와 비슷하다. 그리고 해와 달과 별들은 그 겉을 도는데, 왼쪽에서부터 위로 올라갔다가 위에서 오른쪽으로 내려간다. 다시 오른쪽에서 아래로 내려갔다가 아래에서부터 다시 왼쪽으로 올라간다. 하늘의 모양은 회오리바람이 도는 것과 같고 그 양 끝은 움직이지 않는다. 이곳을 극極이라 한다. 윗꼭대기의 움직이지 않는 곳을 '북극'北極이라 하고, 아래쪽의 움직이지 않는 곳을 '남극'南極이라 한다. 남극과 북극의 한가운데는 하늘의 허리인데 '적도'赤道라 하고, 태양이 도는 길은 '황도'黃道라 한다." _『정리』

1-5.
북극은 지평선 위에 있고,
남극은 지평선 아래 있다

연독緣督 조씨趙氏 : 송금원 시대 내단파의 한 사람, 조우흠가 말한다. "옛사람들은 하늘의 상태를 관찰하여 밤이 깊어 가면 온갖 별들이 다 자리를 옮기고, 북두칠성이 도는 것이 점차 달라지고, 초저녁 동쪽에 나타난 것이 새벽에는 서쪽에서 없어지고, 초저녁에 보이지 않던 것이 새벽 무렵 동쪽에서 떠오른다는 것을 알았다." 하늘의 별들이 비록 조금씩 돌지만, 형관衡管: 망원경의 한 가지의 구멍으로 관찰해 보면 뭇 별들이 움직이지 않는 것이 없다. 그러나 오직 한 개의 별만은 지극히 좁은 범위를 돌기 때문에, 순환하는 동안 형관 속에서 벗어나지 않는데 이것이 '유성'紐星이다. 옛사람들은 천체를 맷돌에 비유하였는데 맷돌 한가운데에 있는 중쇠[磨臍]를 천체의 움직이지 않는 곳으로 보았다. 이 움직이지 않는 곳이 유성이 도는 곳인데 이것을 '북극'北極이라 한다. 이것은 수레바퀴 가운데의 축과 같고, 참외의 꼭지와 같다.

남쪽 하늘을 보면, 밤새도록 보이는 것은 없고, 다만 동쪽과 서쪽으로만 별들이 돌아가는 것을 보면 북극을 중심으로 도는 이치와 크게 다르지 않다. 이것으로써 남쪽과 북쪽에 각각 극極이 있다는 것을 알 수 있다. 북극은 지평선 위에 있고 남극은 지평선 아래에 있다. 북극은 참외에서 꼭지가 달린 데와 같고 남극은 참외에서 꽃이 달린 데와 같으며, 동쪽에서 서쪽으로 돌아가는 것 중에서 가장 넓은 곳赤道은 참외의 허리와 같다. 북극 주위에 있는 별들은 비록 돌아가기는 하나 항상 하늘 위에 떠 있고, 남극 가까이에 있는 별들은 비록 돌아가기는 하나 땅 위로 나오지는 못한다. 이와 같이 땅은 하늘 속에 있으니, 하늘을 달걀이라고 하면 땅은 달걀 노른자위와 같다. 하나 달걀은 정확하게 동그랗지 않기 때문에 하늘 모양을 달걀로 비유한 것은 아니다. 오직 하늘이 땅의 겉을 둘러싸고 있는 것을 이렇게 비유한 것이다. 이로써 본다면 하늘은 축구공과 같다. 공 안에 절반쯤 물을 담고 그 물 위에 널조각 한 개를 띄워 놓으면 그것이 바로 사람이 사는 땅과 같고, 널조각 위에 있는 물건들을 섞어 놓으면 그것은 땅 위의 온갖 물체와 같다. 축구공이 계속 돈다고 해도 널조각 위의 물체들은 공이 돌아가는 것을 알지 못한다. 천체가 돈다는 것은 하늘의 형체를 보고서는 알 수 없다. 오직 여러 별들이 동쪽과 서쪽에 나타났다 없어졌다 하면서 남극과 북극에 관할되어 일정한 궤도를 따라 멈춤이 없이 붙어 돌아가는 것을 보고서 천체가 돈다는 것을 알 수 있다._『정리』

1-6.
하늘은 형체에 의지하고,
땅은 기에 의지한다

소자邵子는 말한다. "하늘은 어디에 의지하는가? 땅에 의지한다. 땅은 어디에 의지하는가? 하늘에 의지한다. 그렇다면 하늘과 땅은 어디에 의존하는가? 자연에 의존한다. 하늘은 형체에 의지하고, 땅은 기氣에 의지하는데, 형체는 끝이 있으나 기는 끝이 없다." 하늘과 땅이 끝이 없는 것은 형체는 끝이 있으나 기는 끝이 없기 때문이다.

그 기는 아주 팽팽하기 때문에 능히 땅을 들어 올릴 수 있다. 그렇지 않다면 땅은 떨어질 것이다. 땅은 껍데기가 아주 두터워서 그 기를 견고하게 한다. 가령 땅이 움직인다고 하여도 오직 한자리에서 움직일 뿐이다. 그러니 움직여 간다고 하여도 멀리 가지는 못한다._『정리』

소자가 논한다. "천지사방 외에는 바깥이 없는 게 아닌가?" 이에 대해 주자朱子는 말한다. "이치로 보면 안팎이 없겠지만 천지사방의 형상에는 안팎이 있어야 할 것 같다. 해와 달이 동쪽에서 떠올라 서쪽으로 졌다가 다시 동쪽으로 떠오르는 것으로 보아 그 위의 면에도 허다하게 안팎이 있을 것이니 어찌 천지사방의 밖이 없겠는가? 요즘 천문학자들은 오직 해와 달과 별이 운행하는 것만 계산할 줄 알았지 좀 더 밖의 것은 계산하지 못한다. 그렇다 하여도 어찌 거기에 안팎이 없을 수 있겠는가?" _『정리』

1-7.
하늘의 기운은 땅속으로 돌아다니다가 나온다

호용지胡用之가 말한다. "『주역』周易에 '건乾은 하나이면서 실實하다'고 한 것은 질적으로 크다고 한 것이다. '곤坤은 둘이면서 허虛하다'고 한 것은 양적으로 넓다는 것이다." 주자는 말한다. "이 두 구절은 아주 정확하게 한 말이다. '건은 하나이면서 실하다' 한 것은 하늘의 기는 땅속으로 돌아다니다가 모두 땅의 견실堅實한 데서부터 나오기 때문이다. 또한 '땅은 비록 견실하다고는 하지만 오히려 허하다'고 한 것은 땅은 폐와 같아서 형질形質은 비록 딱딱하나 속은 본래 허하기 때문에 양기陽氣가 그 속에서 오르내리면서 돌이나 쇠도 거침없이 뚫고 지나가기 때문이다. 땅은 이러한 기운을 받아서 만물을 자라게 한다. 지금 천문학자들은 율려律呂를 이용하여 절후를 알아내는데

이 방법이 아주 정밀하다. 율관律管으로 절후가 오는
것을 알아내는 것이 1분 1초도 틀리지 않는다. 그것
은 그 기운이 다 땅속에서부터 나오기 때문이다."

_『정리』

1-8.
음양의 기가 오르내려
가득 차고 텅 비는 계절이 있다

『결』訣에서 말하기를 "천지에도 가득 차는 시기와 허해지는 시기가 있으니, 그 시간의 변화를 살필 줄 알아야 천지운행天地運行의 조화를 알 수 있다"고 하였다. 주註에서 말한다. "하늘과 땅 사이의 거리는 8만 4천 리이다. 동짓날부터 땅속에서 일양一陽의 기가 올라오기 시작하는데 하루에 460리 240보씩 올라온다. 동짓날부터 계산하여 5일 동안이 1후候이다. 3후15일가 1기氣가 되고 3기45일가 1절節이 되고, 2절90일이 1시時가 되는데, 이때가 바로 춘분春分이다. 이 기간은 총 90일인데, 양기가 모두 4만 2천 리를 올라가서 하늘과 땅 사이의 중간에 도달한 때이다. 이때에는 음 가운데 양이 반을 차지하여 태괘泰卦가 된다. 춥던 기후가 따뜻해지고 만물이 생겨나는 때이므로 봄이다.

이때부터는 양기가 역시 전과 같이 양의 방향으로 점차 올라가는데 하짓날까지 올라간다. 여기에 앞의 날짜까지 합하면 모두 180일이 된다. 올라간 거리는 총 8만 4천 리가 되어 하늘에 도달하게 된다. 이때에는 양 가운데 또 양이 있기 때문에 순양純陽이 되며 건괘乾卦가 된다. 따뜻하던 기후가 변해서 무더워지므로 여름이다. 만물이 무성해지는 때이므로 '영'盈: 가득 찬 계절이라고 한다.

무릇 열이 극도에 달하면 음陰이 생기기 때문에 하짓날에는 일음一陰의 기가 하늘에서 내려오게 되는데, 이것도 역시 하루에 460리 240보씩 내려온다. 이때도 역시 하짓날로부터 5일 동안이 1후가 되고, 3후가 1기가 되며, 3기가 1절이 되고, 2절이 1시가 되는데, 이때가 바로 추분秋分이다. 이 기간은 총 90일인데, 음기陰氣가 모두 4만 2천리 내려와서 하늘과 땅 사이의 중간에 도달한 때이다. 이때에는 양 가운데 음이 절반을 차지하며 비괘否卦가 된다.

무덥던 기후가 서늘해지면서 만물이 열매를 맺는 때이므로 가을이다. 이때부터 음기가 내려가서 음의 자리에 들어가게 되는데, 이때에도 역시 점점 내려가서 동짓날까지 내려간다. 여기에 앞의 날짜까지 합하면 모두 180일이 된다. 내려간 거리는 총 8만 4천 리가 되어 땅에 도달하게 된다. 이때에는 음 가운데 또 음이 있기 때문에 순음純陰이 되며 곤괘坤卦가 된다. 서늘하던 기후가 추워지므로 겨울이다. 만물을 거두어들이는 때이므로 '허'虛: 텅 빈 계절라고 한다."_『오진』(悟眞)

1-9.
하늘과 땅의 기가 부족한 방위가 있다

황제黃帝가 물었다. "하늘의 기는 서북쪽이 부족하니 북쪽은 차고[寒] 서쪽은 서늘하며[涼], 땅의 기는 동남쪽이 가득 차 있지 않으니 남쪽은 덥고 동쪽은 따뜻한데, 이것은 어찌된 까닭인가?" 이에 기백岐伯이 대답하였다. "그것은 음양의 기운이 높고 낮은 것에 따라 많고 적은 것이 다르기 때문입니다. 동남쪽은 양陽에 속하는데, 양의 정기精氣는 위에서 아래로 내려갈수록 따뜻해져서 남쪽은 덥고 동쪽은 따뜻한 것입니다. 서북쪽은 음陰에 속하는데, 음의 정기는 아래에서 위로 올라갈수록 차가워져서 북쪽은 차고 서쪽은 서늘한 것입니다. 땅은 높은 데와 낮은 데가 있고 기후는 따뜻한 때와 서늘한 때가 있어서, 높은 데는 기후가 차고 낮은 데는 기후가 덥습니다. 차거나 서늘한 데서는 배가 몹시 불러오면서 속이 그득한 창만脹滿이 잘 생기고, 따뜻하거나 더운 데서는 피부가 허는 창양瘡瘍이 잘 생깁니다. 창만은 하법下法으로 설사시키면 낫고, 창양은 한법汗法으로 땀을 내면 낫습니다. 이것은 기온과 고도가 주리腠理: 피부와 살갗의 열리고 닫히는 것에 영향을 주기 때문입니다. 또한 기후의 따뜻하고 서늘한 것은 지대의 고저高低에 따른 차이입니다."_『황제내경』(黃帝內經, 이하 '내경')

1-10.
지역에 따라 치료법과 수명이 다르다.

『내경』에서 말한다. "동쪽 지방은 하늘과 땅의 기가 시작되는 곳이며, 생선과 소금이 많이 나는 바다에 접해 있다. 사람들은 생선을 많이 먹고 짠 것을 좋아하며, 그곳에 정착해 그런 음식을 맛있다고 여긴다. 서쪽 지방은 금과 옥이 풍부하고 모래와 돌이 많으며, 천지의 기가 수렴되는 곳이다. 사람들은 산지에 거처하는데, 바람이 심하고 수토水土가 군세어서 얇은 옷은 입지 않고 털옷을 입으며 기름진 음식을 잘 먹는다. 북쪽 지방은 천지의 기가 닫히고 감춰지는 곳으로서, 그 지세는 험준하고 사람들은 산릉에 의지하여 산다. 늘 찬바람이 불며 얼음이 언다. 그곳 사람들은 유목생활에 익숙하고 동물의 젖을 많이 먹는다. 남쪽 지방은 천지의 기가 만물을 길러주는 양기가 왕성한 곳으로, 지대는 낮고 수토가 약해서 안개와 이슬이 심하다. 사람들은 신 것과 삭힌 음식을 좋아한다. 중앙지대는 땅이 평탄하고 습기가 많아 만물을 생장시키기에 적당하므로 산물이 풍부하다. 그러니 그곳 사람들은 사방에서 나는 음식을 섞어 먹고 일은 힘들게 하지 않는다. 성인은 동서남북의 여러 가지 방법을 응용하여 치료하는데, 그것은 각기 처한 상황에 따라 적절하게 써야 하기 때문이다."

동남 지방의 산과 계곡은 땅이 습하고 기후가 무덥기 때문에 병들면 땀을 많이 흘린다. 서북 지방은 지대가 높고 메말랐으며 땅이 차고 기후가 서늘하기 때문에 병들어도 대부분 땀을 흘리는 일이 없다. 중부의 평야지대는 습기가 몰려 있기 때문에 병들면 흔히 붓는다. 이렇게 지대에 따라 먹는 음식과 거처하는 것이 각기 다르다._『의학입문』醫學入門, 이하 『입문』

북쪽은 땅이 두텁고 물이 깊은데, 물은 내려가는 성질이 있으므로 이곳의 사람들은 대부분 몸이 충실하고 허약한 사람은 적다. 그러니 치료할 때는 성질이 차고 서늘한 약을 쓰는 것이 좋다. 남쪽은 화火에 속하는데, 불은 가볍고 타오르는 성질이 있으므로 이곳의 사람들은 대부분 몸이 허약하고 충실한 사람은 적다. 그러니 치료할 때는 성질이 온화溫和한 약을 써서 조화시켜야 한다._『세의득효방』世醫得效方, 이하 『득효』

황제가 물었다. "오래 사는 사람과 일찍 죽는 사람은 어찌하여 생기는가?" 이에 기백이 대답하였다. "음정陰精이 상승하면 대개 장수하고 양정陽精이 하강하면 대개 일찍 죽습니다." 주해에 이르기를, "음정이 상승하는 곳은 높은 지대이고 양정이 하강하는 곳은 낮은 지대이다. 음정이 상승하는 지방은 양기가 허투루 새어나가지 않고 찬 기운은 밖에만 있게 되므로 사기邪氣가 들어오지 못하고, 정기正氣가 든든하게 지키기 때문에 장수하는 것이다. 양정이 하강하는 지방은 양기가 소모되고 흩어져서 새어나가는 것이 한도가 없어서 풍風과 습濕을 자주 받기 때문에 진기眞氣가 줄어들어 일찍 죽는다. 중원 땅의 서북지방 사람들은 대개 오래 살고, 동남지방 사람들은 대개 일찍 죽는다. 이것이 수명의 대체적인 차이다"라고 하였다._『내경』

1-11.
오행의 상생상극은
자연의 성질에서 나온다

'오행'五行은 목木, 화火, 토土, 금金, 수水이다. '상생'相生
이란 수는 목을 생生하고, 목은 화를 생하며, 화는 토
를 생하고, 토는 금을 생하며, 금은 수를 생하는 것이
다. '상극'相剋은 수는 화를 극剋하고, 화는 금을 극하
며, 금은 목을 극하고, 목은 토를 극하며, 토는 수를
극하는 것이다. 목은 동쪽을 주관하여 봄에 응하고,
화는 남쪽을 주관하여 여름에 응하고, 금은 서쪽을
주관하여 가을에 응하고, 수는 북쪽을 주관하여 겨울
에 응하고, 토는 중앙을 주관하여 늦여름[長夏: 음력 6월
을 말한다]에 응한다. 오행은 하늘에서는 기氣가 되는데,
한寒·서暑·조燥·습濕·풍風이 그것이다. 땅에서는 형
상을 이루는데, 목·화·토·금·수가 그것이다.
상생하는 것은 그 시초가 되고 상극하는 것은 끝이

되는데, 이것은 다 자연의 성질에서 나온 것이다. 상극이란 아들 격인 것이 어머니 격인 것을 위하여 복수하는 것이다. 예컨대 목이 토를 극할 때 토의 아들 격인 금이 도리어 목을 극하며, 목의 아들 격인 화는 다시 금을 극하고, 금의 아들 격인 수는 다시 화를 극하며, 화의 아들 격인 토는 다시 수를 극하고, 수의 아들 격인 목은 다시 토를 극한다. 강한 것은 약한 것을 공격할 수 있으니 토는 목을 만나면 뚫린다. 실한 것은 허한 것을 이기니 수는 토를 만나면 끊어진다. 음은 양을 없어지게 하니 화는 수를 만나면 꺼진다. 맹렬한 것은 강한 것을 이길 수 있으니 금이 화를 만나면 녹는다. 굳은 것은 부드러운 것을 자를 수 있으니 목은 금을 만나면 베어진다. _『소문입식운기론오』(素問入式運氣論奧, 이하 '입식')

1–12.
육기의 작용은 계절을 주관한다

육기六氣의 작용은 풍風, 한寒, 서暑, 습濕, 조燥, 화火의 작용을 말한다. 행行은 다섯 가지인데, 기는 여섯 가지인 이유는 화를 군화君火와 상화相火로 나누어 놓았기 때문이다. 목의 작용은 풍인데 봄을 주관한다. 군화의 작용은 열인데 늦봄에서 초여름을 주관한다. 상화의 작용은 서인데 여름을 주관한다. 금의 작용은 조인데 가을을 주관한다. 수의 작용은 한인데 겨울을 주관한다. 토의 작용은 습인데 늦여름을 주관한다.- 『입식』

1-13.
기후의 차이가 있다

대체로 사철의 차가워지고 더워지는 순서에 따라 육기가 주관하는 때가 되면 해마다 기후가 달라진다. 대개 봄에는 따뜻하고 여름에는 덥고 가을에는 서늘하고 겨울에는 추운 것은 자연의 규칙적인 기후 변화이다. 여기에 매년 기후의 변화를 일으키는 객기客氣가 규칙적인 기후인 주기主氣에 작용하면 각각 역逆과 순順, 음淫과 승勝의 차이가 생긴다. 이에 따라 기후가 고르지 못하게 되니, 어찌 일정하다고만 말할 수 있겠는가? 음양의 사철 기후는 비록 양이 움직이기 시작하였다 하더라도 양의 따뜻함은 그 계절의 중간 달이 되어서야 나타나고 마지막 달에 왕성해진다. 그래서 『내경』에는 "본래 위치보다 30일 이상 차이가 난다"고 하였다. 이것은 기후가 더워지는 것과 차가워지는 것이 사유四維에 달려 있다는 것을 말해준다. 그러니 양은 따뜻한 때에 움직이기 시작하여 더운 때에 왕성해지고, 음은 서늘한 때에 움직이기 시작하여 추운 때에 왕성해진다. 봄·여름·가을·겨울에 각기 차이가 있다는 것은 바로 이것을 일컫는다. 사유란 음력 3·6·9·12월을 말하는데 사철의 마지막 달을 가리킨다. 대체로 봄철의 기후는 음력 2월부터 따뜻해지기 시작하여 3월이 되어야 완전히 따뜻해진다. 여름철의 기후는 음력 5월부터 더워지기 시작하여 6월이 되어야 완전히 더워진다. 가을철의 기후는 음력 8월부터 서늘해지기 시작하여 9월이 되어야 완전히 서늘해진다. 겨울철의 기후는 음력 11월부터 추워지기 시작하여 12월이 되어야 완전히 추워진다. 이것으로 기후의 차이는 분명히 드러난다. 음력 5월의 하짓날에는 음기가 생기기 시작하는데 도리어 몹시 더워지고, 11월의 동짓날에는 양기가 생기기 시작하는데 도리어 몹시 추워지는 것은 대체로 기가 아래에서 생기면 다른 기를 밀어 올리기 때문이다. 따라서 음이 생기면 양이 밀려서 올라가기 때문에 더 더워지고, 양이 생기면 음이 밀려서 올라가기 때문에 더 추워진다. 이것은, 여름에는 우물 안이 서늘하고 겨울에는 우물 안이 따뜻한 것으로 알 수 있다. -『입식』

1-14.
천지의 수, 십간과 십이지

(1) 십간

'십간'十干이란 동쪽의 갑甲과 을乙, 남쪽의 병丙과 정
丁, 서쪽의 경庚과 신辛, 북쪽의 임壬과 계癸, 중앙의 무
戊와 기己를 말한다. 이것은 오행의 위치로 본 것이다.
대체로 갑과 을은 목에 위치하여 봄철에 작용하고,
병과 정은 화에 위치하여 여름에 작용하며, 무와 기
는 토에 위치하여 사철에 작용하고, 경과 신은 금에
위치하여 가을에 작용하며, 임과 계는 수에 위치하
여 겨울에 작용한다. 『내경』에 "하늘에는 열 개의 천
간이 있어 열흘을 나타내고, 십간을 여섯 번 거듭하
면 '주갑'周甲: 육십갑자이라고 하였는데, 곧 천지의 수數
이다. 그래서 갑, 병, 무, 경, 임은 양이 되고, 을, 정, 기,
신, 계는 음이 된다. 오행이 각각 하나의 음양을 가지

기 때문에 10일이 된다._『입식』

(2)십이지

'십이지'十二支란 자子, 축丑, 인寅, 묘卯, 진辰, 사巳, 오午,
미未, 신申, 유酉, 술戌, 해亥를 말한다. 자는 일양一陽이
처음 생기는 음력 11월의 월진月辰이고 축은 음력 12
월의 월진이며, 인은 정월의 월진이다. 묘는 해가 떠
오르는 시간인데 음력 2월의 월진이며, 진은 음력 3
월의 월진이고, 사는 음력 4월의 월진이다. 오는 일음
一陰이 처음 생기는 때인데 음력 5월의 월진이고, 미
는 음력 6월의 월진이며, 신은 음력 7월의 월진이다.
유는 해가 지는 시간인데 음력 8월의 월진이며, 술은
음력 9월의 월진이며, 해는 음력 10월의 월진이다. 갑
으로 시작되는 십간은 하늘의 오행이 한 번 음이 되
었다가 한 번 양이 되는 것을 말한 것이고, 자로 시작
되는 십이지는 땅의 방위를 나누어 말한 것이다. 따
라서 자·인·오·신은 양이 되고, 묘·사·유·해는 음이
된다. 토는 사유四維에 자리 잡고 있으니 사계절의 마
지막 달에 왕성해진다. 토에는 네 가지가 있는데 진·
술은 양이고 축·미는 음이다. 따라서 천간과 지지는
그 수가 다르다. 합해서 말하자면, 십간에 십이지를
배합하면 총 60일이 되고, 이것을 다시 여섯 번 반복

하면 60일×6=360일이 되어 1년이 된다. 『내경』에서 "천체의 운행은 육십갑자를 여섯 번 반복한 것을 하나의 단위로 한 해를 이룬다"고 한 것은 이를 두고 한 말이다._『입식』

1-15.
사계절의 기후에는 기운의 차이가 있다

『내경』에 "5일을 1후候라 하고, 3후를 1기氣: 절기라 하며, 6기[90일]를 1시時: 계절라 하고, 4시를 1세歲: 한 해라 한다"고 하였다. 정상적인 경우 5일은 1후가 응하니, 3후는 1기, 곧 15일이 된다. 3기는 1절節이 되는데, 여기서 절이란 입춘立春, 춘분春分, 입하立夏, 하지夏至, 입추立秋, 추분秋分, 입동立冬, 동지冬至를 말하며, 이것이 8절이다. 8절을 세 절기씩 나누면 24절기가 된다. 이것이 사계절을 주관하고, 1년이 된다. 춘분과 추분의 '분'分이라고 하는 것은 음양의 차고 더운 기운이 이때에 와서 나누어진다는 의미이다. 하지와 동지의 '지'至라고 하는 것은 음양이 이때에 와서 극도에 이른다는 의미이다. 하지에 해가 길다고 하여도 하루를 100각刻을 기준으로 했을 때, 60각을 넘지 못하는 것

은 이때에 양이 극도에 달하기 때문이다. 동지에 해
가 짧다고 하여도 40각에서 더 줄어들지 못하는 것은
이때에 음이 극도에 달하기 때문이다. 『내경』에 "분分
에 이르면 기가 달라지고 지至에 이르면 기가 같아진
다"고 한 것은 이를 두고 한 말이다._『입식』

1-16.
하늘과 땅의 육기를 말한다

『내경』에서 "하늘과 땅의 기가 교합하여 육절六節: 여섯
절기. 육보(六步)의 기로 나누어진 후 만물이 생겨난다"고
하였다. 땅의 기는 고요하여 일정하고, 하늘의 기는
움직여서 변하니, 육기六氣의 근원은 같은데 육기의
순서가 다른 것은 무엇 때문인가? 하늘의 기천기(天氣):
매년 변화하는 객기는 소음少陰에서 시작되어 궐음厥陰에 가
서 끝난다. 땅의 기지기(地氣): 매년 동일한 주기는 궐음목厥陰
木에서 시작되어 태양수太陽水에서 끝나기 때문이다.
서로 다른 순서는 하늘과 땅의 두 기가 서로 의존해
서 이루어진 것이다. 따라서 하늘의 육기는 땅의 십
이지와 합쳐지는데, 오행의 정화正化: 십이지의 자리와 오운
의 속성이 서로 짝이 맞을 경우와 대화對火: 정화와 상대되는 위치에 놓
인 지지로 순서를 잡으면, 소음少陰은 자오子午를, 태음太

陰은 축미丑未를, 소양少陽은 인신寅申을, 양명陽明은 묘유卯酉를, 태양太陽은 진술辰戌을, 궐음厥陰은 사해巳亥를 각각 담당한다. 그러니 하늘의 기가 시작되고 끝나는 것은 이와 같을 따름이다. 땅의 육기는 하늘의 사시四時와 합쳐져 풍, 열, 서, 습, 조, 한으로 순서를 잡으면 궐음풍목厥陰風木은 봄을, 소음군화少陰君火는 늦봄과 초여름을, 소양상화少陽相火는 여름을, 태음습토太陰濕土는 늦여름을, 양명조금陽明燥金은 가을을, 태양한수太陽寒水는 겨울을 주관한다. 땅의 기가 시작되고 끝나는 것도 이와 같을 따름이다._『입식』

『내경』에서는 "현명顯明: 절기상 춘분의 오른쪽이 군화君火의 위치이다"라고 하였다. '현명'이란 해가 묘卯의 위치로 나아감을 말한다. 군화의 오른쪽에서 한 걸음 물러난 곳은 상화相火가 주관하고, 또 한 걸음 물러난 곳은 토기土氣가 주관하며, 또 한 걸음 물러난 곳은 금기金氣가 주관하고, 또 한 걸음 물러난 곳은 수기水氣가 주관하며, 또 한 걸음 물러난 곳은 목기木氣가 주관하는데, 이것이 육기가 주관하는 위치이다. 12월의 중기中氣: 월의 중간 대한大寒날부터 목의 첫째 기와 만나고, 다음 2월의 중기 춘분春分날에 이르러 군화의 둘째 기와 만나며, 다음 4월의 중기 소만小滿날에 이르러 상화相火의 셋째 기와 만나고, 다음 6월의 중기 대서大暑날에 이르러 토의 넷째 기와 만나며, 다음 8월의 중기 추분秋分날에 이르러 금의 다섯째 기와 만나며, 다음 10월의 중기 소설小雪날에 이르러 수의 마지막 기와 만난다. 이 여섯 번의 기가 각각 60일 87각刻 반半씩 맡고 있으니 모두 365일 25각이 되는데, 이것이 1년이다. 이는 땅의 음양陰陽으로서 '움직이지 않고 위치를 지킨다'는 것을 이른다. 그리고 이것이 매년의 주기主氣가 되면서 주기의 규칙적인 바탕이 된다. 허나 절후가 이에 응하여 동일하게 유지되지 않는 것은 하늘의 음양이 쉬지 않고 움직이기 때문이다. 그것이 돌아가다가 주기 위에 앉는 것을 객기客氣라고 한다. 객기는 한 해 동안 음양의 기가 돌아가는 법칙, 곧 천명을 행한다. 이 천명이 작용하는 곳에는 풍, 한, 서, 습, 조, 화의 작용이 있다. 주기는 객기의 천명을 받아 작용한다. 객기가 이기면 종從이고 주기가 이기면 역逆이다. 이 둘이 서로 이기기는 하지만 받은 것을 되돌려 주는 일은 없다.─『입식』

1-17.
주기와 객기가 만나
기후의 변화가 일어난다

땅의 기[主氣]가 변함없이 자리를 지키니 봄에는 따뜻
하고, 여름에는 덥고, 가을에는 서늘하고, 겨울에는
추운 것이 해마다 돌아온다. 궐음목厥陰木이 첫째 기
가 되는 것은 봄의 기운이 시작되는 때이기 때문이
다. 목은 화를 생하니 소음군화少陰君火·소양상화少陽
相火가 그 다음이다. 화는 토를 생하니 태음토太陰土가
그 다음이다. 토는 금을 생하니 양명금陽明金이 그 다
음이다. 금은 수를 생하니 태양수太陽水가 그 다음이
다. 목은 첫째 기가 되어 춘분 전 60일 남짓을 주관한
다. 이때는 북두칠성의 자루가 북동쪽[丑正]에서 동쪽
의 가운데[卯中]에 이르니, 천도天度: 태양이 지구의 황도상을
일주하는 도수는 이때에 이르러 바람기운을 일으킨다.
군화君火는 둘째 기가 되어 춘분 이후 60일 남짓을 주

관한다. 이때는 북두칠성의 자루가 동쪽[卯正]에서 동남쪽의 가운데[巳中]에 이르니, 천도는 이때에 이르러 따뜻하고 맑은 기운을 낸다. 상화相火는 셋째 기가 되어 하지 전후 각각 30일 남짓을 주관한다. 이때는 북두칠성의 자루가 동남쪽[巳正]에서 남서쪽 가운데[未中]에 이르니, 천도는 이때에 이르러 뜨거운 기운을 뿜는다. 토는 넷째 기가 되어 추분 전 60일 남짓을 주관한다. 이때는 북두칠성의 자루가 남서쪽[未正]에서 서쪽 가운데[酉中]에 이르니, 천도는 이때에 이르러 구름과 비를 많게 하여 후덥지근하게 만든다. 금은 다섯째 기가 되어 추분 이후 60일간 남짓을 주관한다. 이때는 북두칠성의 자루가 서쪽[酉正]에서 서북쪽 가운데[亥中]에 이르니, 천도는 이때에 이르러 시원한 기운을 일으켜 만물을 마르게 한다. 수는 마지막 기가 되어 동지 전후 각각 30일 남짓을 주관한다. 이때는 북두칠성의 자루가 서북쪽[亥正]에서 북동쪽 가운데[丑中]에 이르니, 천도는 이때에 이르러 찬 기운을 일으킨다._『입식』

소음, 태음, 소양, 양명, 태양, 궐음은 하늘의 육기인데 이것이 객기다. 이 객기는 땅의 육기가 위치하는 여섯 절기 위에 퍼지는데 그에 따라 기의 변화에 차이가 생긴다. 이 육기가 상하좌우로 갈라져 그 해 기후를 지배하는 기, 천령天令을 운행시키고, 십이지가 절기를 지배하는 절령節令: 절기시령과 시일時日로 갈라져 땅의 변화를 주관한다. 이와 같이 상하가 서로 이끌어서 한, 서, 조, 습, 풍, 화의 기운이 사시의 기운과 같지 않은 것은 서로 만나는 것이 같지 않기 때문이다. 소음은 자오를 주관하고, 태음은 축미를 주관하며, 소양은 인신을 주관하고, 양명은 묘유을 주관하며, 태양은 진술을 주관하고, 궐음은 사해를 주관하다. 다만 열두 달을 12율에 배속한 연률을 가지고 그해의 사천司天을 뽑는데, 해당하는 기氣가 사천司天이 되고, 사천의 상대되는 곳의 기는 재천在泉이 되고, 남은 기[餘氣]는 좌우의 간기間氣가 된다. 재천 다음의 기가 첫째 기가 되어 60일 87각 반을 주관한다. 사천은 셋째 기가 되는데 대한날부터 상반년上半年을 전부 주관하고, 재천은 마지막 기가 되는데 대서날부터 하반년下半年을 전부 주관한다. _『입식』

1-18.
하늘의 육기는 표가 되고
땅의 오행은 본이 된다

삼음삼양三陰三陽은 하늘의 육기이니 표標가 되고,
수·화·목·금·토는 땅의 오행이니 본本이 된다. 태
음습토太陰濕土와 소양상화少陽相火는 표와 본이 같다.
소음군화少陰君火와 태양한수太陽寒水는 음양과 한열寒
熱이 서로 어긋나는데, 이를 사람이 마음대로 이름 붙
일 수 있겠는가? 옛날이나 지금이나 양은 순행한다
고 하고, 나아가는 것을 성盛하다고 하니, 태양을 먼
저 두고 소양을 다음에 둔다. 음은 역행한다고 하고,
물러나는 것을 성하다고 하니, 소음을 먼저 두고 태
음을 다음에 둔다. 군화는 오午를 주관하는데, 오는
일음一陰이 처음 생기는 위치이다. 화는 본래 따뜻한
데 그 기운은 음이 처음 생기는 곳에 해당되므로 표
와 본이 다르다. 그러니 군화는 소음에 속한다. 수는

북방의 자子에 속하는데, 자는 일양一陽이 처음 생기는 위치이다. 수는 본래 차가운데 그 기운은 양이 처음 생기는 데 해당되므로 표와 본이 다르다. 그러니 한수寒水는 태양에 속한다. 토는 서남西南간 사유四維인 미未의 위치이기 때문에 늦여름에 상응한다. 미는 오의 다음이니, 토는 태음이 되는 것이다. 상화는 인寅을 주관하는데, 인은 축丑의 다음이니, 상화는 소양이 되는 것이다. 목은 동쪽의 진방震方에 위치하고, 사람에게는 간肝을 주관한다. 간은 음이 다 없어지지 않을 때 음을 범하여 나온 것이니 비록 양의 장부라고는 하나 횡격막 아래의 음의 위치에 있다. 목은 반드시 음을 만나야 생기기 때문에 궐음厥陰에 속한다. 금은 서쪽의 태방兌方에 위치하고, 사람에게는 폐肺를 주관한다. 폐는 가장 위쪽에 자리 잡고 심의 덮개이니 비록 음의 장부라고는 하나 횡격막 위의 양의 위치에 있다. 금은 반드시 양을 만나야 단련되므로 양명陽明에 속한다._『입식』

1-19.
천지의 음양이 뒤섞인다

『내경』에 "하늘에 음양이 있고, 땅에 음양이 있다"
는 것은 하늘과 땅의 기가 서로 만난다는 것이다. 하
늘의 기는 쉬지 않고 움직여 5년을 주기로 오른쪽으
로 옮겨가면서 한 번 돌고, 땅의 기는 고요하여 위치
를 지키는데 6년을 주기로 돌아온다. 하늘의 기가 군
화君火에 붙지 않으면 5년마다 하나의 기가 남게 되
어 오른쪽 상화의 위로 옮겨 가게 된다. 그것은 군화
가 해[歲]를 주관하지 않기 때문이다. 땅의 기는 5년에
한 번 돌고 천기天紀: 천체가 운행하는 원칙는 6년에 한 번 완
비된다. 5년에 한 번 돌면 오행의 기운이 다 돌고, 6년
에 한 번 완비되면 육기의 위치가 다 끝난다. 그러니
천간을 지지와 배합시키는 데 작은 차이로 맞아 떨어
진다. 이것은 음양이 뒤섞이고 위아래가 서로 올라타

서 천지운행의 주기[紀]를 마친다는 의미이다. 5에 6
을 곱하면 30년이 된다. 하늘과 땅의 기는 음양이 있
으니 1기[紀]는 60년이다. _『입식』

1-20.
궁상각치우,
오음은 크고 작은 것이 있다

오행五行의 운행은 갑년甲年·기년己年에는 토, 을년乙
年·경년庚年에는 금, 병년丙年·신년辛年에는 수, 정년
丁年·임년壬年에는 목, 무년戊年·계년癸年에는 화이다.
갑·병·무·경·임은 양년陽年이고 을·정·기·신·계는
음년陰年이다. 양년에는 기가 왕성해져 태과太過하고,
음년에는 기가 쇠약해져 불급不及하다. 태각太角은 여
섯 번의 임년壬年이고, 태치太徵는 여섯 번의 무년戊年
이며, 태궁太宮은 여섯 번의 갑년甲年이고, 태상太商은
여섯 번의 경년庚年이며, 태우太羽는 여섯 번의 병년丙
年이다. 오운五運은 각기 6년씩 주관하므로 5에 6을 곱
하면 30양년陽年이 된다. 소각少角은 여섯 번의 정년
丁年이고, 소치少徵는 여섯 번의 계년癸年이며, 소궁少宮
은 여섯 번의 기년己年이고, 소상少商은 여섯 번의 을

년乙年이며, 소우少羽는 여섯 번의 신년辛年이다. 오운이 각기 6년씩 주관하므로 5에 6을 곱하면 30음년陰年이 된다. 군화·상화·한수寒水는 언제나 양년의 사천이 되고, 습토濕土·조금燥金·풍목風木은 언제나 음년의 사천이 된다. 5태五太·5소五少 해의 기紀가 다른 것은 만나는 해의 음년, 양년이 다르기 때문이다.─『입식』

1-21.
오운의 태과와 불급

십간十干에는 다섯 개의 음陰과 양陽이 있다. 이것이 오운五運의 태과불급太過不及이 되어 서로 번갈아 차지한다. 갑甲과 기己가 합하고, 을乙과 경庚이 합하고, 병丙과 신辛이 합하고, 정丁과 임壬이 합하고, 무戊와 계癸가 합하는 것이 이것이다. 양년陽年은 태과하고, 음년陰年은 불급하고, 평기平氣의 해[歲]는 미리 규정할 수 없다. 다만 그 해의 태세[時干]와 일진日辰을 법에 따라 추산한다. 목운木運의 태각太角년을 발생發生: 태과이라 하고, 소각少角년을 위화委和: 불급라고 하며, 정각正角년을 부회敷和: 평기라고 한다. 화운火運의 태치太徵년을 혁희赫曦: 태과라고 하고, 소치少徵년을 복명伏明: 불급이라 하며, 정치正徵년을 승명升明: 평기이라 한다. 토운土運의 태궁太宮년을 돈부敦阜: 태과라고 하고, 소궁少宮년을 비

감監: 불급이라 하며, 정궁正宮년을 비화備化: 평기라고
한다. 금운金運의 태상太商년을 견성堅成: 태과이라 하고,
소상少商년을 종혁從革: 불급이라 하며, 정상正商년을 심
평審平: 평기이라 한다. 수운水運의 태우太羽년을 유연流
衍: 태과이라 하고, 소우少羽년을 학류涸流: 불급라고 하며,
정우正羽년을 순정順靜: 평기이라 한다. 기가 평하면 정
화正化: 기후나 사시의 교체에 따른 규칙적 변화규율와 같아지기 때
문에 태과와 불급이 없다. -『입식』

1-22.
대운이 주가 되어 그 해의 주운을 맡아 관리한다

땅의 육위六位는 나누어져 사계절을 주관하고, 하늘의 오운 역시 서로 생하여 한 해의 운행을 끝마친다. 모든 운은 각각 73일 5각을 주관하니 오운의 수를 합치면 365일 25각이 되는데, 이것이 한 해를 이룬다. 한 해의 기후변화 규율, 대운大運이 주가 되어 그 해의 규칙적인 기후 변화, 주운主運을 맡아 관리한다. 이에 따라 운기 배속의 위아래에 태소오음太少五音의 이름을 붙인다. 만일 그 해의 세운이 목木이라면 반드시 태각太角에서부터 아래로 내려가면서 생한다. 이런 까닭에 먼저 정해진 태각목太角木에서부터 시작하여, 태각목이 소치화少徵火를 생하고, 소치화는 태궁토太宮土를 생하며, 태궁토는 소상금少商金을 생하고, 소상금은 태우수太羽水를 생한다. 만일 그 해에 소궁少宮이 대운大運이 된다면 위아래가 서로 연결되어 소궁토少宮土의 위에 화火가 배치되어 태치太徵가 된다. 이때 태치화太徵火의 위에는 목木이 배치되니 소각少角이 된다. 주운主運이 처음에 소각에서 시작하니 소우수少羽水에 가서 끝난다.

목은 첫째 운[初運]으로 대한날에 교차되고, 화는 둘째 운으로 춘분 후 13일에 교차되며, 토는 셋째 운으로 소만 후 25일 만에 교차되고, 금은 넷째 운으로 대서 후 37일에 교차되며, 수는 마지막 운으로 추분 후 49일에 교차된다. 이것은 한 해의 주운이며, 태소의 차이만 있다._『입식』

1-23.
남정과 북정을 말한다

육기에서는 군화가 가장 귀하고, 오운에서는 습토가 가장 귀하다. 그러므로 갑기토운甲己土運이 남정南政이 된다. 토는 성수成數로서 금·목·수·화를 아우르고 중앙에 위치한다. 이는 군왕이 남쪽으로 향하고 앉아서 명령을 내리고, 나머지 사운四運은 신하가 되어 북쪽을 향하고 앉아 명령을 받아서 행사하는 것과 같다. 따라서 이런 구별이 생기게 되었다.

1-24.
육기가 제약하여 생성하고 변화한다

『내경』에 "상화의 아래는 수기가 따라와 제약하고,
수기의 아래는 토기가 따라와 제약하고, 토기의 아
래는 풍기가 따라와 제약하고, 풍기의 아래는 금기
가 따라와 제약하고, 금기의 아래는 화기가 따라와
제약하고, 군화의 아래는 음정陰精: 수기이 따라와 제약
한다"고 하였다. 황제가 물었다. "이것은 무슨 이치인
가?" 이에 기백이 대답했다. "육기가 지나치면 해가
생기니, 이때는 상극하는 기가 따라와 억제하는 것입
니다. 정상적인 제약이 있어야 생성하고 변화되어 밖
으로 태과불급에 따른 사기를 막을 수 있습니다. 만
약 지나치게 성하여 해가 되는데도 제약하지 않으면
생성하고 변화하는 작용이 문란해져 큰 병이 생깁니
다."

1-25.
오운이 태과하고 불급하는 해

갑·병·무·경·임은 양년陽年이니 태과太過하는 해이고, 을·정·기·신·계는 음년陰年이니 불급不及하는 해이다. 『운기』(運氣)

(1) 여섯 갑년갑자, 갑인, 갑진, 갑오, 갑신, 갑술**은 돈부의 해**
만물의 생화가 무성해지는 돈부敦阜의 해에는 토운土運이 태과하기 때문에, 비가 많이 오고 습기가 많아서 신수腎水가 사기邪氣를 받게 되어 병이 생긴다. 배가 아프고 몸이 싸늘하며 기분이 좋지 않고, 몸이 여위고 다리가 마르고 힘이 없으며, 발바닥이 아프고, 속이 그득하며 입맛이 떨어지고, 팔다리를 잘 쓰지 못한다. 이런 경우에는 부자산수탕을 쓴다. 『삼인극일병증방론』(三因極一病證方論, 이하 '삼인')

(2) 여섯 병년병자, 병인, 병진, 병오, 병신, 병술**은 만연의 해**

만물의 수기가 넘쳐흐르는 만연漫衍의 해에는 수운水運이 태과하기 때문에, 찬 기운이 심해서 심화心火가 사기를 받게 되어 병이 생긴다. 몸에 열이 나고 가슴이 답답하며, 양기가 허하고 음기가 왕성해지는 음궐로 온몸이 차고, 헛소리를 하며 가슴이 아프고, 숨이 차며 기침이 나고, 잠잘 때 식은땀이 난다. 이런 경우에는 황련복령탕을 쓴다. 『삼인』

(3) 여섯 무년무자, 무인, 무진, 무오, 무신, 무술**은 혁희의 해**

화염의 기세가 널리 퍼지는 혁희赫曦의 해에는 화운火運이 태과하기 때문에, 불같이 더워서 폐금肺金이 사기를 받게 되어 병이 생긴다. 학질을 앓고, 숨결이 약하며 기침이 나고 숨이 차며, 눈·귀·코·입으로 피가 나오고, 아래로 피가 섞여 나온다. 또, 몸에 열이 나며 뼈가 아프다. 이런 경우에는 맥문동탕을 쓴다. 『삼인』

(4) 여섯 경년경자, 경인, 경진, 경오, 경신, 경술**은 견성의 해**

만물이 지나치게 견실해지는 견성堅成의 해에는 금운金運이 태과하기 때문에, 메마른 기운이 유행하니 간목肝木이 사기를 받게 되어 병이 생긴다. 옆구리와 아랫배가 아프고, 귀가 먹으며 눈에 핏발이 서고, 가슴

과 옆구리가 아프면서 아랫배까지 땅기고, 꽁무니·
사타구니·무릎·허벅지·장딴지·정강이·발이 다 아
프다. 이런 경우에는 우슬모과탕을 쓴다._『삼인』

(5) 여섯 임년임자, 임인, 임진, 임오, 임신, 임술**은 발생의 해**

만물을 과도하게 생겨나게 하는 발생發生의 해에는
목운木運이 태과하기 때문에, 풍기風氣가 유행하니 비
토脾土가 사기를 받게 되어 병이 생긴다. 소화되지 않
은 설사를 하고, 입맛이 떨어지며, 몸이 무겁고 답답
하며, 배가 끓고 옆구리가 아프면서 받치고 그득하
다. 이런 경우에는 영출탕을 쓴다._『삼인』

(6) 여섯 을년을축, 을묘, 을사, 을미, 을유, 을해**은 종혁의 해**

만물이 취약하고 부실하여 쉽게 변형되는 종혁從革
의 해에는 금운金運이 불급不及하기 때문에, 화기火氣
가 성행하여 병이 생긴다. 어깨와 잔등이 무겁고, 코
가 막히고 재채기가 나오고, 기침이 나고 숨이 차며,
피똥이 물을 쏟듯이 나온다. 이런 경우에는 자완탕을
쓴다._『삼인』

(7) 여섯 정년정축, 정묘, 정사, 정미, 정유, 정해**은 위화의 해**

양의 화평한 기가 줄어드는 위화委和의 해에는 목운木

運이 불급하기 때문에, 건조한 기운이 성행하여 병이 생긴다. 속이 서늘하고, 옆구리와 아랫배가 아프고, 배가 끓으며 설사가 난다. 이런 경우는 종용우슬탕을 쓴다. 『삼인』

(8) 여섯 기년기축, 기묘, 기사, 기미, 기유, 기해**은 비감의 해**

만물의 화생이 떨어지는 비감卑監의 해에는 토운土運 이 불급하기 때문에, 바람이 몹시 불어 병이 생긴다. 먹은 음식이 소화되지 않고 그대로 나오는 손설殮泄 과 곽란을 앓고, 몸이 무겁고 배가 아프며, 힘줄과 뼈 마디가 요동하며, 살이 떨리고 저리며, 성을 잘 낸다. 이런 경우에는 백출후박탕을 쓴다._『삼인』

(9) 여섯 신년신축, 신묘, 신사, 신미, 신유, 신해**은 학류의 해**

만물의 수액이 고갈되는 학류涸流의 해에는 수운水運 이 불급하기 때문에, 습기濕氣가 성행하여 병이 생긴 다. 몸이 퉁퉁 붓고 무거우며, 설사가 나고, 다리가 마 르고 싸늘해지며, 발바닥이 아프다. 이런 경우에는 오미자탕을 쓴다._『삼인』

(10) 여섯 계년계축, 계묘, 계사, 계미, 계유, 계해**은 복명의 해**

화기가 상승하지 못하고 아래로 잠복하는 복명伏明의

해에는 화운火運이 불급하기 때문에, 찬 기운이 성행하여 병이 생긴다. 위胃가 아프고 옆구리가 그득하며, 가슴·등·어깨와 양쪽 팔의 속이 아프고, 정신이 혼미해지며, 가슴앓이를 하고, 갑자기 말을 하지 못한다. 이런 경우에는 황기복신탕을 쓴다. _『삼인』

1-26.
60년 운기의 주기와 객기
그리고 사람들의 질병

(1) 자오년

자오년子午年에는 소음少陰이 사천하고, 양명陽明이 재
천한다. 기후의 변화가 절기보다 앞선다. 정양탕을
쓴다.

첫째 기
태양太陽이 궐음厥陰 위에 얹혀 춘분 전 60일 남짓을
주관한다. 이때는 뼈마디가 뻣뻣하고, 허리와 꽁무니
뼈가 아프며, 속과 겉에 피부가 허는 창양瘡瘍이 생긴
다.

둘째 기
궐음이 소음 위에 얹혀 춘분 후 60일 남짓을 주관한

다. 이때는 오줌이 방울방울 떨어지면서 요도와 아랫배가 땅기는 임병淋疾이 생기고, 눈에 핏발이 서고, 기가 울체되면서 열이 잘 난다.

셋째 기
소음이 소양少陽 위에 얹혀 하지 전후 각각 30일 남짓을 주관한다. 이때는 열로 인해 음이 줄어드는 열궐熱厥이 생기고, 가슴이 아프고, 추웠다가 열이 났다가 하고, 기침이 나고 숨이 차고, 눈에 핏발이 잘 선다.

넷째 기
태음이 태음 위에 얹혀 추분 전 60일 남짓을 주관한다. 이때는 황달이 생기고, 코가 막히거나 코피가 나고, 목이 마르고 진액이 순환하지 못해 생긴 담음痰飮을 잘 토한다.

다섯째 기
소양이 양명 위에 얹혀 추분 후 60일 남짓을 주관한다. 이때 사람들은 건강하다.

마지막 기
양명이 태양 위에 얹혀 동지 전후 각각 30일 남짓을

주관한다. 이때는 상체가 붓고, 기침이 나며 숨이 차다가 심해지면 피가 넘쳐 나온다._『삼인』

(2) 축미년

축미년丑未年에는 태음이 사천하고 태양이 재천한다. 기후변화가 절기보다 늦게 나타난다. 비화탕을 쓴다.

첫째 기
궐음이 궐음 위에 얹혀 춘분 전 60일 남짓을 주관한다. 이때는 피가 위로 넘쳐 나오고, 힘줄이 땅겨서 뻣뻣해지며, 뼈마디를 잘 놀리지 못하고, 몸이 무겁고 힘줄이 잘 늘어난다.

둘째 기
소음이 소음 위에 얹혀 춘분 후 60일 남짓을 주관한다. 이때는 유행성 사기로 생기는 급성 열성 전염병인 온역溫疫이 몹시 성행하여 먼 곳이나 가까운 곳이나 사람들이 다 같이 이것을 앓는다.

셋째 기
태음이 소양 위에 얹혀 하지 전후 각각 30일 남짓을 주관한다. 이때는 몸이 무겁고, 온몸이 부으며, 가슴과 배가 그득해진다.

넷째 기
소양이 태음 위에 얹혀 추분 전 60일 남짓을 주관한
다. 이때는 주리에 열이 나고, 피가 갑자기 넘쳐 나오
며, 명치 밑이 붓고 그득하며, 부종이 잘 생긴다.

다섯째 기
양명이 양명 위에 얹혀 추분 후 60일 남짓을 주관한
다. 이때는 피부에 있던 찬 기운이 몸속까지 미친다.

마지막 기
태양이 태양 위에 얹혀 동지 전후 각각 30일 남짓을
주관한다. 이때는 뼈마디가 뻣뻣하고, 허리뼈가 아프
다._『삼인』

(3) 인신년

인신년寅申年에는 소양이 사천하고, 궐음이 재천한다.
기후변화는 절기보다 앞선다. 승명탕을 쓴다.

첫째 기
소음이 궐음 위에 얹혀 춘분 전 60일 남짓을 주관한

다. 이때는 열기가 떠올라 피가 위로 넘쳐 나오고, 눈에 핏발이 서며, 머리가 아프고, 하혈을 하며 피부가 헌다.

둘째 기

태음이 소음 위에 얹혀 춘분 후 60일 남짓을 주관한다. 이때는 열이 쌓여 울결되고 기침이 나고 숨이 차다. 자주 토하거나 두통이 잘 생기고, 몸에 열이 나고 정신이 어지러우며, 고름이 생기고 피부가 잘 헌다.

셋째 기

소양이 소양 위에 얹혀 하지 전후 각각 30일 남짓을 주관한다. 이때는 속에서 열이 나고, 귀가 안 들리고, 피가 넘치고, 고름이 생겨 헐고, 목이 아프고, 눈에 핏발이 서고, 갑자기 죽는 경우가 많다.

넷째 기

양명이 태음 위에 얹혀 추분 전 60일 남짓을 주관한다. 이때는 배가 그득하고 몸이 무거워진다.

다섯째 기

태양이 양명 위에 얹혀 추분 후 60일 남짓을 주관한

다. 이때는 찬 기운을 피해야 한다. 뜻을 펴지 말고 칩거해야 한다.

마지막 기
궐음이 태양 위에 얹혀 동지 전후 각각 30일 남짓을 주관한다. 이때는 가슴이 아프고, 양기가 저장되지 못해서 기침이 자주 난다.

(4) 묘유년
묘유년卯酉年에는 양명이 사천하고 소음이 재천한다. 기후변화는 절기보다 늦게 나타난다. 심평탕을 쓴다.

첫째 기
태음이 궐음 위에 얹혀 춘분 전 60일 남짓을 주관한다. 이때는 속에서 열이 나고, 배가 불러 오르며, 얼굴과 눈두덩이 붓고, 코가 막히고 코피를 자주 쏟는다.

둘째 기
소양이 소음 위에 얹혀 춘분 후 60일 남짓을 주관한다. 이때는 전염병이 크게 이르러 갑자기 죽는 일이 많다.

셋째 기

양명이 소양 위에 얹혀 하지 전후 각각 30일 남짓을 주관한다. 이때는 오한과 신열이 자주 난다.

넷째 기

태양이 태음 위에 얹혀 추분 전 60일 남짓을 주관한다. 이때는 갑자기 쓰러지면서 헛소리를 하고, 목구멍이 마르며, 가슴이 아프고, 부스럼과 헌데가 생기고, 피똥이 나온다.

다섯째 기

궐음이 양명 위에 얹혀 추분 후 60일 남짓을 주관한다. 이때는 기가 고르다.

마지막 기

소음이 태양 위에 얹혀 동지 전후 각각 30일 남짓을 주관한다. 이때는 온병溫病: 외감성 급성 열병을 많이 앓는다._『삼인』

(5) 진술년

진술년辰戌年에는 태양이 사천하고 태음이 재천한다. 기후변화는 절기보다 앞선다. 정순탕을 쓴다.

첫째 기

소양이 궐음 위에 얹혀 춘분 전 60일 남짓을 주관한다. 이때는 몸에 열이 나고, 머리가 아프며, 구토가 나고, 피부질환이 잘 생긴다.

둘째 기

양명이 소음 위에 얹혀 춘분 후 60일 남짓을 주관한다. 이때는 기가 울체되고, 속이 그득해진다.

셋째 기

태양이 소양 위에 얹혀 하지 전후 각각 30일 남짓을 주관한다. 이때는 한증을 앓으면서도 도리어 속에 열이 나고, 종기가 생기고, 설사가 나며, 가슴속에 열이 나고, 정신이 흐릿해지며 답답하다.

넷째 기

궐음이 태음 위에 얹혀 추분 전 60일 남짓을 주관한다. 이때는 열이 몹시 나고, 기력이 약해지며, 몸이 여위고, 다리에 힘이 없으며, 물을 쏟듯이 설사가 나면서 피곱이 나온다.

다섯째 기

소음이 양명 위에 얹혀 추분 후 60일 남짓을 주관한
다. 이때 사람들의 기는 평온하다.

마지막 기

태음이 태양 위에 얹혀 동지 전후 각각 30일 남짓을
주관한다. 이때는 사람들이 잘 슬퍼하고, 태아가 죽
는 일이 생긴다._『삼인』

(6) 사해년

사해년巳亥年에는 궐음이 사천하고 소양이 재천한다.
기후변화는 절기보다 뒤떨어진다. 부화탕을 쓴다.

첫째 기

양명이 궐음 위에 얹혀 춘분 전 60일 남짓을 주관한
다. 이때 사람들은 오른쪽 갈비 아래가 차갑게 된다.

둘째 기

태양이 소음 위에 얹혀 춘분 후 60일 남짓을 주관한
다. 이때 사람들의 속에 열이 생긴다.

셋째 기

궐음이 소양 위에 얹혀 하지 전후 각각 30일 남짓을 주관한다. 이때는 눈물이 잘 나오고, 이명耳鳴과 어지럼증이 생긴다.

넷째 기

소음이 태음 위에 얹혀 추분 전 60일 남짓을 주관한다. 이때는 황달과 부종이 잘 생긴다.

다섯째 기

태음이 양명 위에 얹혀 추분 후 60일 남짓을 주관한다. 이때 사람들은 찬 기운이 몸속까지 침범하여 병이 생긴다.

마지막 기

소양이 태양 위에 얹혀 동지 전후 각각 30일 남짓을 주관한다. 이때 사람들은 온역에 잘 걸린다._『삼인』

1-27.
객운과 객기가 기후 변화를 일으킨다

사천司天과 재천在泉, 사간기四間氣의 도수는 각기 60일 87각 반씩 주관한다. 객기客氣는 하늘의 시령時令을 운행시켜 주기主氣의 위에 있으면서 기후를 좌지우지한다. 그러니 따뜻한 것과 서늘한 것, 추운 것과 더운 것, 어슴푸레한 것, 밝은 것과 어두운 것, 바람이 불고 비가 오는 것, 서리가 내리고 눈이 오는 것, 번개가 치고 우박이 내리는 것, 우레가 치고 번개가 치는 것 등 여러 가지 기후 변화를 일으킨다. 허나 봄에는 따뜻하고 여름에는 더우며 가을에는 서늘하고 겨울에는 추운 것 등 사철의 정상적인 시령이 어찌 전적으로 객운과 객기에 조종당하겠는가? 다만 그 때에 따라 정상적인 시령이 덜해지거나 심해지는 차이가 있을 뿐이다._『입식』

1-28.
운기의 변화에 따라 역병이 생긴다

오운육기는 하늘과 땅의 음양이 운행하고 승강하는 일정한 법도다. 오운이 운행하는 데는 태과와 불급의 차이가 있고, 육기가 승강하는 데는 역逆과 종從, 승勝과 복復의 차이가 있다. 자연의 정상적인 법칙에 어긋나는 기후는 다 해를 일으키니 사람을 병들게 하는데, 이것을 '시기'時氣라고 한다._『삼인』

1년 중에 증상이 같은 병이 도는 것은 오운육기에 의해 생긴 것이다._『의학강목』(醫學綱目, 이하 '강목')

2부
바람의 기, 풍風

2-1.
풍은 열에서 생긴다

대체로 습濕은 담痰 : 진액이 잘 돌지 못해 일정 부위에 몰려 걸쭉하고 탁하게 된 것을 생기게 하고, 담은 열을 생기게 하며, 열은 풍風을 생기게 한다._『단계심법부여』(丹溪心法附餘, 이하 '단심')

풍병은 대체로 심한 열에 의해 생긴다. 세간에서 말하는 풍은 지엽적인 것을 일컬을 뿐 그 근본을 말한 것이 아니다. 풍은 간肝에 바람이 들어서 생기는 것도 아니고, 밖으로부터 바람을 맞아서 생기는 것도 아니다. 풍은 섭생을 잘하지 못해 심화心火가 몹시 치성한데 신수腎水까지 허약하여, 심화를 조절하지 못해 생긴다. 이렇게 되면 음이 허해지고 양이 실해지면서 열기가 몰려 정신이 흐려지고 근육과 뼈마디를 놀리지 못하고 졸도하여 아무것도 모르게 된다.

또한, 다섯 가지 감정이 지나치면 열로 인해 중풍이 생긴다. 다섯 가지 감정은 기뻐하고, 성내고, 생각하고, 슬퍼하고, 무서워하는 것을 말한다. _하간(河間, 유완소 劉完素. 금원시대의 4대 의학자 중 한 사람)

열은 풍의 본체로서, 풍은 열에서 생긴다. 하여 열은 본本이 되고 풍은 표標가 된다. 대체로 풍병은 풍열병 風熱病을 말한다. _하간

2-2.
살찐 사람은 중풍에 잘 걸린다

살찐 사람은 중풍에 걸리기 쉽다. 살이 찌면 주리가 치밀하여 잘 막히고, 기와 혈이 잘 통하지 못한다. 이렇게 되면 사기가 그득해져 기육과 근골에 마비가 오니 갑자기 중풍이 생기는 것이다._하간

대체로 중풍은 50세 이후에 기가 쇠약해졌을 때 많이 생긴다. 청장년기에 중풍이 생기는 것은 지나치게 살이 찌고 기가 쇠약해졌기 때문이다._동원(李東垣, 금원시대의 4대 의학자 중 한 사람)

2-3.
중풍은 크게 네 가지가 있다

첫째는 편고偏枯로, 한쪽 몸을 쓰지 못하는 것이고, 둘째는 풍비風痱로, 통증은 없으나 팔다리를 잘 쓰지 못하는 것이다. 셋째는 풍의風懿로, 갑자기 사람을 알아보지 못하는 것이다. 넷째는 풍비風痹로, 여러 가지 비병痹病으로서 풍증과 같은 모양을 띤다._『천금방』(千金方, 이하 '천금')

(1) 편고

편고란, 몸 한쪽의 혈기가 허해져서 반신불수가 되고, 기육이 시들고 여위며 뼈 사이가 아프다._『인재직지』(人齋直指, 이하 '직지')

비록 몸은 반신불수이지만 말은 변함이 없고 정신도

어지럽지 않다. 병이 살과 주리의 사이에 있는 것이다. 이런 경우에는 따뜻한 곳에 누워서 땀을 내게 한다._『강목』

(2) 풍비

풍비風痱는 정신이 어지럽지 않고 몸에 통증도 없으나 팔다리를 들지 못하고 한쪽 팔을 쓰지 못한다.
_『직지』

'비'痱란 못쓴다는 말이니, 곧 편고의 사기가 심해졌다는 것이다. 이때는 사기가 장臟에 침범한 것이다.
_『강목』

이때는 환골단과 신선비보단을 쓴다._『입문』

(3) 풍의

풍의는 갑자기 정신이 아찔하여 쓰러지는 것이다. 혀가 뻣뻣해져 말을 하지 못하고 목구멍이 막혀서 그르렁 소리가 난다._『직지』

눈과 입이 비뚤어지고 말을 하지 못하는 것이다. 이때 몸이 부드럽고 땀이 나는 경우는 살고, 땀이 나지

않고 몸이 뻣뻣한 경우는 죽는다. 이것은 진액이 순
환하지 못해 생긴 담수痰水가 화火를 억제하고, 심의
구멍을 막아서 말을 하지 못하게 된 것이다. 열이 있
으면 우황청심원을 쓰고, 허하면 도담탕을 쓴다.

_『입문』

(4) 풍비

풍비風痺는 혀가 뻣뻣하여 말을 하지 못하고 입을 다
물지 못하는 것이다. 민간에서는 풍의風懿 또는 풍기
風氣라고 하는데, 졸도한 다음에 생기는 증상이다. 방
풍탕을 쓴다.

2-4.
중풍은 기혈이 허한 틈을 타고 침범한다

『영추』에 "진기眞氣는 하늘로부터 받은 기가 음식물의 정기精氣와 결합하여 온몸을 충실하게 하는 것이다. 사기邪氣는 몸의 정기正氣가 허한 틈을 타고 들어와 병을 일으키는 것이다. 허한 사람에게 사기가 침입하면 몸이 으슬으슬 춥고 털이 일어서며 피부에 주리가 열린다"라고 하였다.

소사少師가 말했다. "이상기후로 인해 생긴 바람[賊風]이 분다고 해서 아무 때나 중풍에 노출되는 것은 아닙니다. 기운이 허하여 피부의 주리가 열리면 사기가 몸속에 침범하여 갑자기 병이 생깁니다. 그러나 주리가 닫혔을 때는 사기가 몸속에 침범해도 깊이 들어오지 못해서 병은 천천히 진행됩니다."

허를 찌르듯 풍이 갑자기 침범하면 비바람이 몰아치듯 병이 급속히 진행된다. 그러므로 병을 잘 고치는 의사는 병이 몸의 가장 겉에 해당되는 피부와 털에 있을 때 치료하고, 그 다음가는 의사는 살에 있을 때 치료한다. 그 다음가는 의사는 근육과 맥脈: 기가 흐르는 통로에 있을 때 치료하고, 그 다음가는 의사는 육부에 있을 때 치료하고, 그 다음가는 의사는 오장에 있을 때 치료하는데, 오장에 병이 들면 절반은 죽고 절반은 산다._『내경』

중풍은 반드시 전조증상이 있는데, 엄지손가락과 집게손가락의 감각이 무디고 둔하거나, 손발에 힘이 떨어지거나 근육이 땅기는 것이다. 이렇게 되면 3년 안에 반드시 중풍에 걸린다. 이런 경우에는 몸 안팎에 흐르는 영기와 위기를 고르게 해야 한다. 미리 유풍탕과 천마환을 복용하면 중풍을 예방할 수 있다.
_『단심』

중풍이 생기면 갑자기 쓰러지거나, 벙어리가 되거나, 정신이 혼미해지거나, 입과 눈이 비뚤어지거나, 손발을 쓰지 못하거나, 말을 더듬거나, 가래침이 끓는 증상이 나타난다. 그중 정신이 혼미해지는 것을 몽매蒙

昧라고 한다. 몽매는 정신이 어지럽고 아득하여 무언가를 덮어씌운 것처럼 정신이 상쾌하지 못한 것이다.

황제가 물었다. "기온이 알맞고 주리가 열리지 않았는데도 갑자기 병이 생기는 것은 무슨 까닭인가?"

소사가 대답하였다. "사람은 하늘과 땅과 서로 통하고, 해와 달과도 상응합니다. 그러므로 보름달이 뜰 때에는 바닷물이 서쪽에 가득 차고, 인체의 기혈이 왕성해지며 기육이 충실해지고, 피부가 치밀해지며, 모발은 질겨지고, 주름이 없고 피지가 달라붙어 피부에 때가 낀 것처럼 보입니다. 이런 때에는 비록 이상기후로 바람[賊風]이 발생해도 사기가 몸속에 침투하기 어렵습니다. 그러나 달이 이지러지면 바닷물이 동쪽에 가득 차고, 인체의 기혈이 지나치게 허하여 위기[衛氣: 몸의 겉에 분포하는 양기로 사기의 침입을 방어함]가 약해져서 기육은 줄어들고, 피부가 늘어지고, 주리가 열리며, 모발이 부석해지고, 주름은 성글어지고 피지가 떨어져 피부에 때가 낀 것이 없어집니다. 이때 적풍의 침입을 받는다면 사기는 몸속 깊숙이 들어가고 급하게 발병됩니다." _「영추」(靈樞)

2-5.
풍은 백 가지 병의 으뜸이다

『내경』에서 "풍은 백 가지 병의 으뜸이다"라고 하였다. 이는 풍이 변화되어 몸 구석구석을 돌아다니면서 병을 일으키기 때문이다. 입과 눈이 비뚤어지면 편풍偏風, 머리가 어지러우면서 아프면 뇌풍腦風, 눈이 풍을 맞으면 목풍目風, 취한 채로 풍을 맞으면 누풍漏風, 방사하여 풍을 맞으면 내풍內風, 머리가 풍을 맞으면 수풍首風, 장이 풍을 맞으면 장풍腸風, 온몸이 가려우면 설풍泄風, 폐가 풍을 맞으면 폐풍肺風, 심이 풍을 맞으면 심풍心風, 간이 풍을 맞으면 간풍肝風, 비가 풍을 맞으면 비풍脾風, 신이 풍을 맞으면 신풍腎風, 위가 풍을 맞으면 위풍胃風, 일을 과도하게 하고 풍을 맞으면 노풍勞風. 이밖에 헤아릴 수 없을 만큼 풍증이 많다.

2-6.
여러 가지 풍병과 그 증상

두풍증頭風證이 있으면 머리에 흰 비듬이 많이 생긴다.

독풍毒風이 있으면 얼굴이 곪으면서 부스럼이 생긴다.

자풍刺風이 있으면 바늘로 찌르는 것 같은 통증이 생기는데 허리의 경우 송곳으로 찌르는 것처럼 아프다.

간풍癎風이 있으면 갑자기 쓰러지면서 소리를 지르고 경련이 일어 근육이 당겨졌다 늘어났다 한다.

완풍頑風이 있으면 아프거나 가려운 것에 대한 감각이 없다.

역풍癧風이 있으면 목 주위에 반점이 생긴다.

암풍暗風이 있으면 머리를 흔들고, 눈앞이 캄캄하여 동쪽과 서쪽을 판별하지 못한다.

사풍瘢風이 있으면 얼굴에 붉은 반점이 생긴다.

간풍肝風이 있으면 코가 막히고 눈이 떨리며 뺨이 벌겋게 짓무른다.

편풍偏風이 있으면 입과 눈이 비뚤어진다.

절풍節風이 있으면 사지 관절이 끊어지는 것 같고 손발톱이 빠진다.

비풍脾風이 있으면 속이 자주 메슥거려 구역질을 한다.

주풍酒風이 있으면 앞으로 잘 걷지 못한다.

폐풍肺風이 있으면 코가 막히고 목덜미가 아프다.

담풍膽風이 있으면 잠이 안 온다.

기풍氣風이 있으면 살에 벌레가 기어 다니는 것 같다.

신풍腎風이 있으면 귀에서 매미 우는 소리가 나고 음부가 축축하고 가려우며 한습으로 각기병脚氣病 : 다리힘이 약해져서 제대로 걷지 못하는 병이 생긴다.

탄풍癱風이 있으면 몸 한쪽을 쓰지 못한다.

탄풍瘓風이 있으면 손발이 오그라든다.

허풍虛風이 있으면 풍·한·습으로 가렵다.

장풍腸風이 있으면 항문이 빠져 나오면서 피를 쏟는다.

뇌풍腦風이 있으면 머리가 어지러우면서 편두통이 있다.

적풍賊風이 있으면 소리를 내려고 해도 소리가 나오지 않는다.

산풍産風이 있으면 팔다리가 아프다.

골풍骨風이 있으면 무릎이 짤막한 몽둥이처럼 부어오른다.

슬풍膝風이 있으면 넓적다리가 차갑고 뼈가 아프다.

심풍心風이 있으면 건망증이 있고 잘 놀란다.

성풍盛風이 있으면 말이 잘 되지 않는다.

수풍髓風이 있으면 팔뚝과 어깻죽지가 시큰거리면서 아프다.

장풍藏風이 있으면 밤에 식은땀이 많이 난다.

혈풍血風이 있으면 음낭이 축축하고 가렵다.

오풍烏風이 있으면 머리와 얼굴에 멍울이 생긴다.

피풍皮風이 있으면 피부가 벌게지고 흰 반점과 버짐이 생긴다.

기풍肌風이 있으면 온몸이 가렵다.

체풍體風이 있으면 몸에 종독腫毒이 생긴다.

폐풍閉風이 있으면 대변이 굳어져 잘 나오지 않는다.

연풍軟風이 있으면 팔다리를 잘 쓰지 못한다.

녹풍綠風이 있으면 눈동자가 커진다.

청풍靑風이 있으면 몹시 토하고 점차 눈이 잘 보이지 않게 된다.

호풍虎風이 있으면 양의 울음소리를 낸다.

대풍大風이 있으면 살갗이 뭉그러져 헌 데가 생긴다.

_『의설』(醫說)

2-7.
풍의 사기가 침범하면
입과 눈이 비뚤어진다

만약 사기邪氣가 침범하면 사기가 침범한 쪽은 늘어지고 정기正氣가 있는 쪽은 땅긴다. 왜냐하면 정기가 사기를 끌어당기기 때문이다. 그래서 입이 비뚤어지거나 눈알이 위아래로 돌아가고 근육이 오그라들고 늘어진다. 또한 팔다리에 경련이 일어서 오그라들고 반신불수가 되거나 몸이 뒤로 젖혀진다. 병이 양분陽分: 양의 속성을 가진 부분에 있으면 피부가 늘어지고 음분에 있으면 뱃가죽이 땅긴다. 피부가 늘어지면 팔다리를 가눌 수 없고 뱃가죽이 땅기면 몸을 펼 수 없다.

_『직지』

풍사風邪가 처음 침범하면 침범한 쪽은 늘어지고 정기가 있는 쪽은 땅기기 때문에 입과 눈이 정기가 있는 쪽으로 비뚤어진다. 이런 때에는 빨리 인중 부위를 문질러 주며 정수리의 머리카락을 당겨주고 귓불 아래에 뜸을 뜬다._『입문』

중풍에 걸리면 몸 한쪽을 쓰지 못하는데 시간을 질질 끌면서 죽지 않는다. 그것은 나무뿌리가 완전히 마르지 않은 채 한쪽 가지나 줄기만 먼저 말라 시들어가는 것과 같다. 『내경』에 이르기를 "속에 뿌리 박은 것을 신기神機라고 한다. 신神이 없어지면 기機 : 만물의 생화 기능도 멎는다"고 하였다. 대체로 신기가 멎지 않으면 기화 작용 역시 끊어지지 않는다. 따라서 몸 한쪽은 비록 쓰지 못하나 신기가 완전히 멎지 않았기 때문에 죽지 않는 것이다._『의학정전』(醫學正傳, 이하 '정전')

중풍을 크게 나누면, 편고로서 몸 한쪽을 쓰지 못하는 것이고, 나머지는 풍비로서 사지를 들어 올리지 못하는 것, 곧 온몸을 쓰지 못하는 것이다._『천금』

몸 한쪽을 쓰지 못하는 것은 남자나 여자나 할 것 없이 다 이런 병에 걸릴 수 있으나, 남자는 특히 왼쪽을 조심하고, 여자는 오른쪽을 조심해야 한다. 병에 걸렸을 때는 풍을 치료하는 약을 잠시라도 끊어서는 안

되고 늘 뜸을 뜨는 것이 좋다._『자생』

대체로 사람의 뼈마디에는 진액이 있기 때문에 잘 움직일 수 있다. 허나 중풍에 걸리면 진액이 목구멍으로 올라오므로 끓는 소리가 난다. 이때는 약을 먹어서 진액을 아래로 내려보내 다시 뼈마디로 돌아가게 해야 한다. 진액이 끓는다고 토해내면 일시적으로는 상쾌하지만 얼마 후에는 팔다리가 마르게 된다.

_『득효』

2-8.
중풍에는 음식을 적게 먹어야 한다

중풍에 걸린 사람은 평소보다 음식을 많이 먹는데 그
것은 간의 기운이 비장을 자극하여 비장의 기운이 왕
성해졌기 때문이다. 이렇게 비장의 기운이 왕성해지
면 아래에 있는 신장을 압박하게 된다. 신장이 압박
을 당해 약해지면 병이 더 심해질 수 있으므로 음식
을 적게 먹어야 병이 저절로 낫는다. 『내경』에는 "기
가 실할 때는 베푸는 꿈을 꾸고 기가 허할 때는 빼앗
는 꿈을 꾼다"라고 하였다. 이런 때에는 반드시 간의
기운을 빼 주어서 풍을 치료하고 비장을 편안하게 해
야 한다. 비장이 편안하게 되면 적게 먹으니 이것이
양생하는 방법이다._『위생보감』(衛生寶鑑, 이하 '보감')

2-9.
풍병을 치료하는 방법

풍風은 모든 병의 시초다. 잘 돌아다니며 자주 변하는
성질이 있다. 잘 돌아다닌다는 것은 잘 움직인다는
것이다. 땀을 약간 내고 설사를 약간 시키는 것이 좋
다. 이것을 적절히 한 뒤에 치료해야 한다._역로(易老)

풍은 오장에 침범했을 때와 육부에 침범했을 때로 구
분할 수 있다. 풍사는 땅을 따라 흩어지기 때문에 풍
이 육부에 침범했을 때는 땀을 내는 것이 좋고, 풍이
이미 몸속으로 들어가 오장에 침범했을 때는 풍사를
빼내기 위해 설사를 시키는 것이 좋다. 땀을 낼 때에
는 지나치게 내지 말아야 하고, 설사 또한 마찬가지
다. 겉과 속이 조화되지 못하면 땀을 내거나 설사시
키고 겉과 속이 조화되었다면 장부와 연결된 경맥을

치료해야 한다. _역로

대체로 풍병을 치료할 때는 기혈이 허한가 담이 있는가를 보아야 한다. 기가 허하면 독삼탕에 죽력과 생강즙을 가하여 쓰고, 혈이 허하면 사물탕을 쓰되 지황을 생강즙에 담갔다가 볶아서 죽력과 생강즙을 가하여 쓴다. 살이 찐 사람은 습이 많으므로 부자와 오두를 조금 가하여 경맥을 잘 통하게 해야 한다. _『단심』

중풍을 맞아서 처음 쓰러졌을 때 금방 깨어나면 치료할 수 있다. 깨어나지 못할 때는 엄지손가락으로 인중 부위를 깨어날 때까지 문질러 준다. 가래침이 막힌 경우는 토하게 하고, 이를 악물었을 때도 역시 토하게 한다. 입이 벌어지고, 손이 힘없이 늘어지고, 오줌이 저절로 나오는 때는 양기가 갑자기 끊어진 것이니 빨리 인삼과 황기로 보해주어야 한다. _『강목』

혹은 빨리 다른 사람에게 환자의 양팔과 양다리를 위에서부터 아래로 내려가면서 자주 주물러 주게 하면 담기痰氣가 곧 흩어져서 심장으로 치밀지 못하게 되므로 곧 깨어난다. 또 침으로 열 손가락의 손톱 옆을 찔러 나쁜 피를 뺀 다음 양쪽 합곡혈合谷: 엄지손가락과 둘째손가락 사이 함몰지점에 있는 혈자리과 인중에 침을 놓아 기를 돌게 하는 것도 좋다. _『고금의감』(古今醫鑑, 이하 '의감')

대체로 노인이 중풍에 걸리는 것은 분노 때문이다. 분노의 화가 상승하면 정신이 아찔해져서 인사불성이 되며 담연이 꽉 막히게 된다. 이때는 담을 뚫어주고 화를 내리는 치료법을 써야 한다. 담을 뚫어주는 데는 생풍탕省風湯이 좋고, 화를 내리는 데는 방풍통성산이 좋다. _『단심』

2-10.
치료할 수 없는 풍병

풍을 맞아 갑자기 쓰러져 입이 벌어지는 것은 심장의 기운이 끊어진 것이고, 오줌이 저절로 나오는 것은 신장의 기운이 끊어진 것이다. 손에 힘이 없는 것은 비장의 기운이 끊어진 것이고, 눈이 감기는 것은 간의 기운이 끊어진 것이며, 코를 고는 것은 폐의 기운이 끊어진 것이므로 이것을 모두 치료하기는 어렵다. 이 중에 어느 한 가지 증상만 있다면 힘써 치료해 볼 만하다. 대체로 풍을 맞은 초기에는 눈이 감기는 경우가 많고 가래가 끓어오르면서 코를 고는 경우가 많다. 다만 오줌이 저절로 나오거나 입이 벌어지는 증상이 동시에 나타나면 좋지 않다. 심장은 오장을 주관하고 신장은 오장의 근본이 되므로 이곳의 기는 끊어지면 안 된다._『득효』

2-11.
풍·한·습의 사기가 섞여서 비병이 된다

『내경』에 "땀이 난 후에 바람을 맞으면 혈이 피부에 엉기며 비병이 된다"라고 하였다.

풍병일 때는 반드시 몸 한쪽을 쓰지 못하게 되는데, 단지 팔만 쓰지 못한다면 이것은 비병痺病이다._『내경』

사기가 침범하는 것은 정기가 반드시 허하기 때문이다. 사기가 머물러 떠나지 않으면 몸에 열이 과하게 쌓인다._『내경』

허사虛邪가 침입하여 머무르면 비병이 되고 위기衛氣가 돌지 못하면 불인不仁이 된다._『내경』

인仁은 부드럽다는 뜻이므로 불인不仁은 부드럽지 않은 것을 가리킨다. 불인하면 아픈 것과 가려운 것을 잘 모르고, 한기와 열기도 잘 느끼지 못하며, 뜸을 뜨거나 침을 놓아도 잘 알지 못한다._『의방유취』(醫方類聚, 이하 '유취')

황제가 물었다 "다섯 가지 비병에는 무엇이 있는가?" 기백이 답했다. "비병 중 겨울에 생긴 것은 골비骨痺가 되고, 봄에 생긴 것은 근비筋痺, 여름에 생긴 것은 맥비脈痺, 늦은 여름에 생긴 것은 기비肌痺, 가을에 생긴 것은 피비皮痺가 됩니다."_『내경』

황제가 물었다. "비병이 오장육부로 들어가서 자리잡는 것은 무엇 때문인가?" 기백이 대답하였다. "오장은 모두 몸 겉을 이루는 근·맥·기육·피·골과 배합을 이룹니다. 비병이 오래도록 낫지 않으면 그 배합된 장부로 들어가 머물기 때문입니다. 하여 골비가 낫지 않았는데 다시 사기를 만나면 신장에 들어가 머물게 됩니다. 근비가 낫지 않았는데 다시 사기를 만나면 간에 들어가 머물게 됩니다. 맥비가 낫지 않았는데 사기를 만나면 심장에 들어가 머물게 됩니다. 기비가 낫지 않았는데 사기를 만나면 비장에 들어가 머물게 됩니다. 피비가 낫지 않았는데 사기를 만나면 폐에 들어가 머물게 됩니다. 따라서 오장의 비병이란 오장이 각기 주관하는 계절에 다시 풍·한·습의 사기에 노출되어 생긴 것입니다." _『내경』

황제가 물었다. "비병이 육부에 생기는 것은 무엇 때문인가?" 기백이 대답하였다. "그것은 음식과 거처를 적절하게 하지 못한 탓입니다. 육부와 연결된 유혈兪穴: 오장 육부와 긴밀히 연결된 혈자리이 있는데 음식을 잘못 먹어서 생긴 사기가 유혈을 따라 각각 상응하는 육부로 들어가 병이 생깁니다." _『내경』

'비사痺邪'란 비병에 의한 사기를 말한다. 숨이 찬 것은 비사가 폐에 몰린 탓이다. 음기淫氣로 지나치게 근심하고 생각하는 것은 비사가 심장에 몰린 것이며, 음기로 오줌이 저절로 나오는 것은 비사가 신장에 몰린 것이다. 음기로 진액이 줄어드는 것은 비사가 간에 몰린 것이며, 음기로 살이 빠지는 것은 비사가 비장脾臟에 몰린 것이다. 여러 가지 비증이 낫지 않으면 병이 속으로 들어간 것이다. '음기'라는 것은 기운이 제멋대로 돌아다니는 것이다. 이것이 겉에서 제거되지 않으면 더욱 심해져 몸속으로 들어간다. _『내경』

2-12.
역절풍은 온갖 뼈마디가 아프다

역절풍歷節風은 뼈마디를 돌아다니면서 아픈 것을 말한다. 땀이 날 때 갑자기 물에 들어가거나, 술을 마신후 땀이 날 때 바람을 쏘여서 생긴다. _중경(仲景)

옛 의학책에는 역절풍을 통비痛痺라고 하였고, 요즘에는 통풍痛風이라고 한다. _『강목』

통풍은 피가 열을 받았을 때, 찬물을 건너가거나 습한 곳에 서 있거나 앉거나 누워서 서늘한 바람을 쏘여서 생긴다. 뜨거워진 피가 한사를 받아 응축되어잘 돌지 못하게 되니 통증이 있는 것이다. 밤에 통증이 심해지는 것은 사기가 음의 속성을 가진 부분으로돌기 때문이다. 통풍의 치료는 맛이 맵고 성질이 따뜻한 약으로 한습寒濕을 돌려서 풀어주고 주리를 열어주는 것인데, 이렇게 해서 피가 잘 돌고 기가 조화롭게 되면 병은 저절로 안정된다._『단심』

역절풍의 증상은 숨이 가쁘고 땀이 저절로 나는 것이다. 머리가 어지럽고 토할 것 같으며 손가락이 오그라들고 몸이 퉁퉁 붓는데 처음에는 기운이 빠지는 듯이 보이다가 점차 어디선가 떨어져 부러진 것처럼 아프다. 그러다가 끌어당기는 것같이 아파서 구부리고 펴기가 어렵다. 이것은 술을 마시고 바람을 맞거나 땀이 날 때 물에 들어가거나 몸이 허해서 피부가 약해졌을 때 몸을 잘 보호하지 못해서 생긴다. 이는 풍·한·습의 사기가 뼈마디로 돌아다니며 혈기와 부딪쳐서 일어난다. 땅기는 듯이 아픈 것은 한사가 많기 때문이고, 붓고 빠질 것 같이 아픈 것은 습사가 많기 때문이며, 팔다리에 누런 땀이 나는 것은 풍사가 많기 때문이다. 온몸으로 돌아다니며 뼛속까지 아픈 것은 낮에 덜하다가 밤에 더 심해진다. 꼭 범이 물어뜯는 것같이 아프다고 해서 '백호역절풍'白虎歷節風이라고도 한다. 오랫동안 치료하지 않으면 뼈마디가 뒤틀리게 된다._『득효』

낭송Q시리즈 서백호
낭송 동의보감 잡병편(1)

3부
차가운 기, 한寒

3-1.
겨울에는 한사에 상한다

상강에서 춘분 전까지 찬 이슬이나 서리를 맞으면 한
사寒邪가 침범하여 병이 생기는데 이것을 '상한'傷寒이
라고 한다. _『활인서』(活人書, 이하 '활인')

봄은 따뜻하고 여름은 덥고 가을은 서늘하며 겨울은
추운데 이것이 사계절의 정상적인 기운이다. 겨울에
는 날씨가 몹시 춥고 만물이 깊이 잠기니 몸을 잘 감
싸면 한사에 상하지 않는다. 사계절의 사기에 상하면
모두 병이 되지만 유독 한기에 상하는 것이 제일 심
하다. 한기는 사납기 때문이다. 하나, 한사에 적중되
었다 하더라도 바로 병이 되지 않고 그 독이 피부나
기육에 잠복되어 있다가 봄이 되면 나타나 온병溫病
이 되고, 여름이 되면 서병暑病이 된다. 서병은 온병보다 몸에 열이 더 심하게 난다. 따라서 힘든 일을 하는 사람들이 봄과 여름에 온병과 열병을 많이 앓는 것은 겨울에 침범한 한사 때문이지 그 계절에 유행하는 사기 때문에 그런 것은 아니다. _『활인』

3-2.
상한은 큰 병이다

세상 사람들은 상한傷寒을 큰 병이라고 하였다. _『득효』

상한의 증상은 전변이 빠르니 경솔히 다루어서는 안
된다. 그럼에도 불구하고 그 종류가 많고 조목과 예
시가 많아서 참으로 다루기 어렵다. 상한은 음이 극
심해지면 손발을 가만두지 못하고 버둥거리는 조증
躁證이 나타나고, 열이 극심해지면 팔다리가 싸늘해
지는 궐증厥證이 나타난다. 음증이 양증 같기도 하고
양증이 음증 같기도 하니 더욱 심사숙고하여 판별해
야 한다. _『득효』

3-3.
상한은 열병으로 변한다

『내경』에서는 "한사가 침입하면 형체가 상한다"라고
하였다. 주해에는 "차가우면 위기가 잘 통하지 않아
형체를 손상시킨다"라고 하였다.

한사에 상하면 열병으로 변하는데 그것은 한사가 너
무 심해지면 울결되어 열이 생기기 때문이다. 즉 찬
기운이 겉에서 엉기면 양기가 속에서 울결된다. 그러
면 주리가 닫혀서 기가 돌지 못해 육부가 막힌다. 육
부가 막히면 습기가 속에 몰리면서 안과 밖이 서로
공격하여 찬 기운이 성해지고 열이 생긴다. 그러므로
한사에 상하면 열병으로 변한다. 이런 때 땀을 내면
병이 낫는데 겉이 응결되어 속이 울결되기 때문이다.

3-4.
상한의 경맥에 따라 병이 변화된다

『내경』에 이르기를 "태양경맥에는 모든 양陽의 기운이 속해 있다. 그 경맥은 풍부혈風府穴: 머리 뒤쪽에 있는 혈자리에 이어지니 모든 양의 기를 주관한다. 한사에 상하면 열병을 앓는데 열이 심해도 죽지는 않는다. 그러나 한사가 양경맥과 음경맥에 동시에 침범하여 병이 되면 죽음을 면하기 어렵다"라고 하였다. 황제가 물었다. "상한병의 발병상황에 대해 듣고 싶다." 기백이 대답하였다. "상한 첫날에는 태양太陽경맥에 병이 듭니다. 머리와 목덜미가 아프고 허리와 등뼈가 뻣뻣해집니다. 둘째 날에는 양명陽明경맥에 병이 듭니다. 양명경맥은 살을 주관하는데 그 경맥은 코 옆을 돌아 눈에 연결되니 몸에 열이 나면서 눈이 아프고 코가 마르며 편히 눕지 못합니다. 셋째 날에는 소양少陽경맥에 병이 듭니다. 소양은 담膽과 연결되고 그 경맥은 옆구리를 따라 위로 올라가서 귀에 연결되기 때문에 가슴과 옆구리가 아프면서 귀가 잘 안 들리게 됩니다. 이처럼 병이 세 개의 양경맥에 침범했더라도 병이 몸 겉에 머물러 있을 때는 땀을 내면 낫습니다. 넷째 날에는 태음太陰경맥에 병이 듭니다. 이 경맥은 위胃에 퍼져 있고 위로 목구멍과 연결되니 배가 그득하고 목구멍이 마릅니다. 다섯째 날에는 소음少陰경맥에 병이 드는데 그 경맥은 신장을 통하여 위로, 폐에 연결되고 혀뿌리와 얽히므로 입과 혀가 마르고 갈증이 납니다. 여섯째 날에는 궐음厥陰경맥에 병이 드는데 그 경맥은 생식기를 돌아 올라가, 간肝에 연결되니 아랫배가 답답하고 그득해지며 음낭이 쪼그라듭니다. 세 개의 음경맥과 세 개의 양경맥, 오장 육부가 다 병들면 영위榮衛 : 몸 안팎을 길러주고 지켜주는 기운의 기혈이 돌지 못하고 오장이 정기精氣가 통하지 못하므로 죽게 됩니다.

만약 음양 두 개의 경맥에 한사가 침입한 것이 아니라면 칠일째에는 태양경의 병이 약해지면서 두통이 줄어듭니다. 팔일째에는 양명경의 병이 약해지면서 몸의 열이 조금씩 내립니다. 구일째에는 소양경의 병이 약해지면서 귀가 차츰 들리게 됩니다. 십일째에는 태음경의 병이 약해지면서 그득한 배가 꺼지면서 음식 생각이 납니다. 십일일째에는 소음경의 병이 약해지면서 갈증이 없어지고 배가 가벼워지며 마른 혀가 나으면서 재채기를 합니다. 십이일째에는 궐음경의 병이 약해지면서 음낭이 늘어지고 아랫배가 점차 꺼집니다. 이렇게 사기가 물러가면 병은 날이 갈수록 나아집니다."

3-5.
상한으로 생긴 오한과 발열을 다스리는 방법

상한병을 앓을 때 사기가 피부에 침범한 것을 한사寒 邪라고 한다. 한사가 양기와 싸울 때는 오한이 난다. 그러다가 사기가 안으로 들어가면 열사熱邪가 되는 데, 열사가 음기와 싸울 때는 열이 난다. 사기가 반은 겉에 있고, 반은 속에 있을 때는 겉에서는 양기와 싸 워서 오한이 나고, 속에서는 음기와 싸워서 열이 나 기 때문에 추웠다 열이 났다 하는 것이다. 이때는 소 시호탕으로 한열왕래를 화해시켜야 한다._『활인』

열이 나고 오한이 있는 것은 양경맥에서 생긴 증상이 고, 열은 없고 오한만 있는 것은 음경맥에서 생긴 증 상이다. 양경맥에서 생긴 증상은 7일이 지나면 낫고, 음경맥에서 생긴 증상은 6일이 지나면 낫는다. 그것

은 7은 양의 수이고 6은 음의 수이기 때문이다._중경

양이 적으면 오한이 나고, 음이 적으면 열이 난다. 오한이 심할 때 낫기 쉽고, 열이 심할 때 낫기 어렵다. _『입문』

땀을 내고도 병이 낫지 않고 도리어 오한이 나는 것은 몸이 허한 것이다. 이런 경우에는 작약감초탕을 써서 치료한다._중경

'오풍'惡風은 바람을 싫어하는 것이다. 바람이 들어오지 않는 방이나 장막 속에 있으면 안정되어 자연히 풀린다. '오한'은 바람을 맞지 않고도 저절로 추워하는 것인데 몸에 열이 많이 나도 옷을 벗으려 하지 않는다._『강목』

환자가 맥이 미미하면서 거친 것은 망혈증亡血證: 혈액이 지나치게 손실된 병증인데 이때는 오한이 나다가 나중에는 열이 계속 난다. 더운 여름에 겹옷을 입으려 하고, 추운 겨울에 겹옷을 벗으려고 한다. 그것은 양의 기운이 미약해서 오한이 나고, 음의 기운이 미약해서 열이 나기 때문이다. 이것은 의사가 땀을 지나치게

내게 해서 양기가 약해진 탓이거나 너무 설사를 시켜
서 음기가 약해진 탓이다.

여름에는 양기가 겉에 있기 때문에 속에 있는 위장은
허하고 차갑다. 그 때문에 속에 양기가 부족해져 냉
기를 감당하지 못하니 겹옷을 입으려고 한다. 겨울에
는 양기가 속에 있기 때문에 위장에서 번열煩熱 : 가슴이
답답하고 괴로우면서 나는 신열이 난다. 그 때문에 속에 음기
가 부족하여 열기를 감당하지 못하니 겹옷을 벗으려
고 한다._중경

상한병일 때 속에 증세가 있더라도 조금이라도 오한
이 나는 것은 겉에 사기가 완전히 없어지지 않았기
때문이다. 그러므로 먼저 겉에 있는 사기를 풀고 난
후에 설사하도록 해서 속에 있는 것을 풀어내야 한
다._『입문』

3-6.
심장과 신장에 열이 있는 번조

'번'煩은 가슴속이 답답하고 토하려는 것이고, '조'躁는 손발을 가만 놔두지 못하고 일어났다 누웠다 하며 편안하지 않은 것이다.

먼저 번이 나타난 후에 조가 나타나는 것은 양증이고, 번이 나타나지 않고 갑자기 조가 나타나는 것은 음증이다._『입문』

심장에 열이 있으면 번이 생기고 신장에 열이 있으면 조가 생긴다. 번은 가벼운 병증이고 조는 무거운 병증이다.

번은 주로 기로 인해 생기고, 조는 주로 혈에 의해 생긴다. 폐는 피부와 털을 주관하는데 이것은 기의 속성을 가진 것으로 기분氣分에 해당된다. 기분에 열이 있으면 번이 생긴다. 신장은 진액津液을 주관하는데 이것은 혈의 속성을 가진 것으로 혈분血分에 해당된다. 혈분에 열이 있으면 조가 생긴다. 이때는 치자로 폐를 다스리고, 두시豆豉로 신을 적셔 주어야 한다. 따라서 황련계자탕과 감초건강탕, 작약감초탕을 쓴다.
_『입문』

번은 몸에 열이 있는 것이다. 사기가 땀으로 풀어지지 않아서 경락을 훈증하고 피부에 쌓여서 번열이 생긴다._『유취』

번조로 인해 대변을 보지 못하고 때때로 배꼽 주위에 통증이 있는 것은 변비가 있는 것으로 설사를 시켜야 한다._중경

3-7.
몸과 마음이 떨리는 전율

.

황제가 물었다. "사람이 추워서 떠는 것은 무슨 까닭인가?" 기백이 대답하였다. "찬 기운이 피부에 침범하면 음기는 성하고 양기는 허해집니다. 그래서 떠는 것입니다." _「영추」

'전'戰은 몸이 떨리는 것이고, '율'慄은 마음이 떨리는 것이다. 정기와 사기가 싸우면 몸과 마음이 떨리고 정기가 허해서 싸우지 못하면 마음이 떨린다. 몸이 떨리면 병이 가벼운 것이고 마음이 떨리면 병이 중한 것이다. _『명리』(明理)

여러 가지 한사가 침범하면 손발이 싸늘해지고, 갑자기 정신이 혼미해지며 감각이 없어진다. 이때는 위장에 곡기가 없고, 비장의 기운이 막혀서 잘 통하지 않기 때문에 입이 땅겨서 제대로 말하지 못하고 떨게 된다._중경

'전'은 양에 속하므로 땀을 많이 흘리면 낫는다. 그러므로 약을 쓸 필요가 없다. '율'은 음에 속하므로 양이 음에 의해 억제당한다. 그러므로 가슴이 서늘해지고 다리를 오그리며 턱을 떨고 손발이 싸늘해지며 대소변이 저절로 나오고 정신을 잃는다. 이런 경우에는 이중탕과 사역탕을 쓴다._『입문』

태양경의 병은 몸을 떨다가 땀을 내면서 낫는다. 양명경의 병은 몸을 떨지 않고 땀이 나면서 낫는다. 소양경의 병은 몸을 떨지 않고 땀은 나지 않으면서 낫는다. 노인이나 허약한 사람이 몸을 떨고 땀은 나지 않으면서 정신이 혼미해지면 치료하기 어렵다._『입문』

3-8.
가슴이 두근두근 뛰는 동계,
배가 툭툭 뛰는 동기

상한일 때 땀을 지나치게 많이 흘리면 두 손으로 가슴을 누르는데, 이는 가슴이 두근두근 뛰는 동계動悸를 안정시키려는 것이다. 심하면 온몸을 떨면서 발버둥질한다. 이때는 계지감초탕을 쓴다._중경

환자의 뱃속에 기가 뭉쳐서 덩어리진 적積이 있을 때 한사에 다시 상하게 되면 새로운 사기가 배꼽 상하나 좌우에 이미 있던 적과 부딪치게 된다. 그러면 배가 아프면서 툭툭 뛰는데 이것을 동기動氣라고 한다. 이런 경우 허하면 이중탕에서 백출을 빼고 육계를 가하여 쓰며, 열이 있으면 시호계지탕을 쓴다._『입문』

3-9.
상한 때는 얼굴·눈·혀의 빛깔을 보아
치료한다

상한병에 걸린 지 예닐곱 날이 되어서 맥이 고르다면
몹시 답답해하고 눈이 무겁고 눈두덩이 노랗게 되더
라도 호전되는 것이다._『맥경』

상한 때 눈이 벌겋다면 양증으로 양독陽毒이고, 눈이
누렇다면 황달黃疸이다._『입문』

상한열병에 걸리면 눈이 밝지 못하다. 그것은 신장의
수水가 이미 말라서 사물을 잘 비추지 못하기 때문이
다. 이것은 병이 심하게 진행된 것인데 이때에는 빨
리 육일순기탕을 써서 설사시켜야 한다._『의감』

혀에 흰 설태舌胎가 낀 것은 사기가 육부까지는 들어

가지 않고 반은 겉에 반은 안에 있는 상태인데, 이때는 소시호탕으로 치료해야 한다. 혀에 누런 설태가 낀 것은 열이 이미 위장에 들어간 것인데, 이때에는 조위승기탕調胃承氣湯으로 설사시켜야 한다. 혀에 검은 설태가 끼거나 혓바늘이 돋는 것은 신장의 수 기운이 심화를 억제하지 못한 것으로, 이때는 급히 대승기탕을 써서 설사시켜야 한다. 이것은 이미 열이 극에 달했기 때문이다. _『의감』

쪽물을 들인 천을 우물에 담갔다가 그것으로 혀를 깨끗하게 씻어낸다. 그 다음에 생강 조각을 물에 담갔다가 그것으로 혀를 수시로 문지르면 검은 설태가 저절로 없어진다. _『의감』

신장에 열이 오랫동안 잠복하여, 갈증이 나고 혀가 마르며 누렇고 벌겋게 되며 물을 계속 마시고 눈에 광채가 없는 것은 치료하지 못한다. _중경

3-10.
상한병의 치료법

황제가 물었다. "상한병을 어떻게 치료하는가?" 기백이 대답하였다. "치료는 병이 든 장부의 경맥에 따라 해야 하고, 그렇게 하면 병이 점차 나아질 것입니다. 대체로 병이 생긴 지 3일이 지나지 않아서 몸 겉에 있으면 땀을 내야 하고, 3일이 지나 몸속으로 들어갔으면 설사를 시켜야 합니다." _『내경』

상한에는 다섯 가지 치료법이 있다. 땀을 내는 법[汗法], 토하게 하는 법[吐法], 설사하게 하는 법[下法], 따뜻하게 하는 법[溫法], 화해시키는 법[和解法]이 그것이다. 각 방법에도 차이가 있다. 땀을 내는 법에도 땀을 많이 내어 발산시키는 것과 약간 땀을 내어 풀어주는 것이 있다. 설사하게 하는 법에도 급히 설사하게 하

는 것과 설사하는 약을 조금씩 먹게 해서 천천히 약
간 설사하게 하는 것이 있다. 따뜻하게 하는 법에도
단순히 따뜻하게만 하는 것과 허약한 부분을 북돋아
주면서 따뜻하게 하는 것이 있다. 토하게 하는 법에
도 저절로 토하게 하는 것과 목구멍을 자극하여 토하
게 하는 것이 있다. 하지만 조화롭게 하고 풀어주는
법은 한 가지뿐이다._『입문』

땀을 내게 하는 것, 토하게 하는 것, 설사하게 하는 법
으로 치료할 때는 실수하면 안 된다. 병이 겉에 있으
면 땀을 내게 하고, 속에 있으면 설사시키며, 가슴에
있으면 토하게 하고, 반은 겉에, 반은 속에 있으면 화
해시키며 겉과 속에 모두 있으면 그 증상에 따라 스
며나오게 설사시켜야 한다._『득효』

상한병에서 태양경의 병은 방광에 속하며 땀을 내게
하지 않으면 낫지 않는다. 반드시 마황 같은 약을 써
야 하는데 그 성미가 능히 양기를 통하게 하고 겉의
한사를 물리치기 때문이다. 양명경의 병은 위장에 속
하는데 설사시키지 않으면 낫지 않는다. 반드시 대황
과 망초로써 설사시켜야 나을 수 있다. 소양경의 병
은 담膽에 속하여 드나드는 길이 없으나 시호와 반하

같은 약재로 잘 소통시켜서 땀을 내게 한다. 그리고 황금 같은 약재로 도움을 주면 조화시켜서 나을 수 있다. 태음경의 병은 비장에 속하는데 그 성질은 차고 습한 것을 싫어하므로 건강과 백출 같은 약재가 아니면 건조하게 하지 못한다. 소음경의 병은 신장에 속하는데 그 성질은 찬 것과 건조한 것을 싫어하므로 부자 같은 약재가 아니면 따뜻하게 해줄 수 없다. 궐음경의 병은 간에 속하는데 혈을 저장하고 힘줄을 길러주므로 속을 따뜻하게 하는 약을 사용해야 한다. 당귀사역탕이 대표적인 방제다. _『득효』

무릇 병을 앓을 때 도리어 물을 잘 마시는 것은 나으려는 것이다. _중경

3-11.
땀을 내는 법

대개 땀을 낼 때는 손발까지 두루 미치도록 두 시간
정도 축축하게 내는 것이 좋다. 하나 물을 끼얹은 것
처럼 땀이 흘러내리게 해서는 안 된다. 땀을 내도 병
이 낫지 않으면 한번 더 땀을 내도 좋다. 하지만 땀을
지나치게 내면 망양증亡陽證이 될 수 있다. 망양증이
되면 더 이상 땀을 내면 안 된다. 만약 땀이 나지 않
으면 뜨거운 죽을 먹되 죽에 총백파의 밑동을 넣어 쓰면
매우 좋다._중경

대체로 땀을 낼 때에는 상체는 평상시와 같이 덮고
하체는 두꺼운 이불을 덮어야 한다. 비록 상체에서
땀을 흘리더라도 하체에서 땀이 나지 않고 약간 축축
하기만 하면 병은 낫지 않는다._『활인』

망양증은 땀을 지나치게 내서 땀이 멎지 않고 계속 나오는 것이다. 양이 허하여 땀이 나지 않는 것인데 이때는 온경익원탕으로 치료한다. 「입문」

어떤 사람이 상한병에 땀을 지나치게 내서 놀란 것처럼 가슴이 두근거리고 눈앞이 어질어질하며 몸을 떨었다. 이에 손조孫兆가 "태양경병에 땀을 일찍이 내어서 태양경병이 풀리려고 하는데 다시 땀을 내면, 신기腎氣가 부족해지기 때문에 땀이 나지 않는다. 그러므로 가슴이 두근거리고 눈앞이 어질어질하며 몸이 떨리는 것이다"라고 말했다. 그가 진무탕을 지어 세 첩을 먹였더니 약간 땀이 나고 풀렸다. 그것은 부자와 백출이 신기를 조화시켜서 땀이 날 수 있었던 것이다. 이것으로써 신기가 허약하면 땀을 내기가 어렵다는 것을 알 수 있다. 손조(孫兆, 중국 북송 때의 의학자)

옛날 남조의 범운范雲이 진무제陳武帝의 속관屬官이 되었는데, 상한병에 걸려 천자로부터 공로 있는 사람에게 물품을 받는 구석九錫의 영예를 받지 못할까 염려하였다. 하여 서문백徐文伯이라는 의사에게 청하여 급히 땀을 내줄 것을 간청하였다. 문백이 말했다. "지금 당장 낫게 하는 것은 쉬우나 2년 후에 일어나지 못할

까 염려될 뿐입니다." 범운이 "아침에 도를 깨달으면 저녁에 죽어도 좋다고 하였는데, 어찌 2년 후의 일을 가지고 두려워하겠는가?" 하였다. 하여 문백이 곧 불로 땅을 태운 다음 복숭아 잎을 펴고 자리를 마련해 범운을 그 위에 눕혔다. 얼마쯤 지나 땀이 푹 난 다음, 따뜻하게 하는 가루를 몸에 뿌려 주니 다음날 병이 나았다. 이에 범운이 심히 기뻐하였다. 그러나 문백은 "기뻐할 만한 일이 못됩니다"라고 하였다. 2년 후에 과연 범운이 죽었다. 그러니 상한병에 땀을 내려면 겉과 속, 허와 실을 살펴 적당한 때를 기다렸다 해야 한다. 만약 순차적으로 하지 않으면 잠시 동안 편안하지만 오장을 상하게 하여 수명을 단축시킨다.

_『보제본사방』(普濟本事方, 이하 '본사')

3-12.
설사시켜야 할 때, 시키지 말아야 할 때

오한惡寒은 나지 않고 도리어 열을 싫어하며 손바닥
과 겨드랑이에서 땀이 나는 것은 뱃속에 마른 대변
이 뭉쳐 있는 것이다. 또한 일정한 시간에 열이 나고
대변이 굳고 오줌은 정상이며, 배가 그득하면서 숨이
차고, 헛소리를 하는 것은 속에 병이 든 것이다. 이것
은 속에 열이 있는 것인데 설사시키는 것이 좋다.
_『활인』

오한이 나면 설사시키지 말아야 한다.
토하면 설사시키지 말아야 한다.
방귀가 나오지 않으면 설사시키지 말아야 한다.
오줌이 맑으면 설사시키지 말아야 한다._『활인』

3-13.
상한에 삼가고 꺼려야 할 것

상한병이 나은 지 얼마 되지 않았다면 단지 미음만 조금씩 먹어 늘 배고픈 감이 있게 해야 한다. 배부르게 먹으면 병이 도질 수 있다.

일찍 일어나지 말고 머리를 빗거나 세수를 하지 말며, 말을 적게 하고 정신을 피로하게 하거나 기력을 소모하는 일을 하지 말아야 한다. 이를 거스르면 병이 도질 수 있다.

병이 나은 뒤 백 일 안에는 몸이 완전히 회복되지 않았으니 성생활을 하지 말아야 한다. 이를 어기면 죽을 수 있다.

낭송Q시리즈 서백호
낭송 동의보감 잡병편(1)

4부
더운 기, 서暑

4-1.
서병은 상화가 작용하는 여름에 생긴다

하지夏至 이후에 열병을 앓는 것이 서병暑病이다. 서병은 상화相火가 작용하는 계절에 발생한다. 여름에 더위를 먹으면 입과 이로 들어와 심포락心包絡 경맥이 상한다. 답답하고 숨이 차고 쉰소리가 난다. 답답증이 멎으면 말이 많아지고, 몸에서 열이 나며 가슴이 답답하고 갈증이 심해 물을 들이킨다. 두통이 있고 저절로 땀이 나며 몸이 나른해지고 기운이 없다. 때로는 하혈을 하며 황달이 생기고 반진斑疹:몸 전체에 붉고 좁쌀만하게 돋는 것이 돋기도 한다. 심하면 심장의 기운이 폐의 기운을 눌러서 폐의 기운이 간의 기운을 통제하지 못해 경련이 일어나고 인사불성이 된다._『절재』(節齋)

서병에 걸리면 몸에서 열이 나고 저절로 땀이 나며 입이 마르고 얼굴에 때가 낀 것 같다._『입문』

그 밖에 등이 시리며 가슴이 답답하고 몹시 갈증이 나며, 몸이 나른하면서 기운이 없고, 털이 일어서면서 오한이 난다. 때로는 두통이나 곽란霍亂 : 음식이 체하여 토하고 설사하는 급성 위장병이 일어나 사지가 싸늘하지만, 몸에 통증은 없다._『직지』

더위를 먹은 데다가 다시 풍사에 상하여 경련을 하면서 정신을 잃고 사람을 못 알아보는 것을 '서풍'暑風이라 한다. 서풍은 여름에 서늘한 기운을 지나치게 받았기 때문이다. 서늘한 정자나 물가에 있는 누각에서 서늘한 기운을 받아 풍한風寒의 사기에 겉이 상해서 그러기도 한다. 또한 얼음과 생것, 차가운 과일 등을 너무 먹어서 그 속이 상하게 되어 그러기도 한다. 두통이 있고 몸이 아프고, 열이 나며 오한이 나는 증상이 있다. 때로는 가슴과 배가 아프며 토하고 설사를 한다. 이때는 곽향정기산에서 백출을 빼고 창출을 대신 넣은 다음 강활을 가하여 쓴다._『의감』

4-2.
구별해야 할 두 종류의 서병, 중서와 중열

가만히 있다가 더위를 먹어서 생긴 것이 중서中暑이다. 중서는 음증陰證이지만 반드시 땀을 내서 발산시켜야 한다. 집의 후미진 곳에서 피서하다 얻기도 한다. 머리가 아프고 오한이 나며, 몸이 오그라들고 사지관절이 아프면서 가슴이 답답한 증상을 동반한다. 피부에 열이 심하지만, 땀은 나지 않는다. 이런 증상은 집안에 있는 찬 기운에 상하여 온몸에 양기가 돌지 못해서 생긴다. 이때는 창출백호탕을 쓴다. _동원

활동하다가 열에 상한 것을 중열中熱이라고 한다. 중열은 양증陽證으로 원기가 열에 상한 것이다. 길을 가는 사람이나 농부들이 햇볕을 오래 쬐면 이 병이 생긴다. 그 증상은 두통과 열이 심한 것이다. 열을 싫어

하고 만져 보면 살이 몹시 뜨거우며, 갈증이 아주 심해서 물을 들이켜고 땀을 많이 흘리며 꼼짝할 기운도 없다. 이것은 밖의 열이 폐기肺氣를 상하게 한 것이다. 이때는 인삼백호탕과 죽엽석고탕을 쓴다._동원

4-3.
여름마다 더위에 굴복하고 마는 복서증

'복서'[伏暑]란, 더위를 먹은 것이 삼초와 위장 사이에 오랫동안 잠복해 있다가 변하여, 오한이 나고 신열이 나면서 토하고 설사하는 것이다. 또한 학질, 이질, 번 갈증이 생기며 배가 아프고 피똥을 누기도 한다. 복 서는 매년 여름마다 도진다. 여러 해 된 서독[暑毒]이 낫 지 않은 것이다._『입문』

'복서증'은 등이 시리고 얼굴에 때가 끼며 조금만 일 해도 몸에서 바로 열이 나고, 입을 벌리고 있어서 앞 니가 마르며 오줌을 보고 나면 오싹오싹 소름이 끼치 면서 털이 일어선다._중경

4-4.
무더운 여름에는 기를 보해야 한다

사람은 천지와 더불어 호흡한다. 음력 11월에는 일
양一陽이 생기고 정월에는 삼양三陽이 생기고, 4월에
는 육양六陽이 생겨 양기가 끝까지 위로 차오르는데,
이것은 기가 떠오른 것이다. 사람의 배는 땅의 기운
에 속한다. 이때 양기가 몸 밖으로 나가 피부와 털에
서 흩어지면 뱃속의 양기가 허해진다. 세상 사람들이
말하기를 "여름에는 음陰이 잠복해 있다"고 했는데
이때의 '음'은 '허하다'는 뜻이다. 음을 차갑다고 보
는 것은 매우 잘못된 것이다. 화기火氣가 치성한 여름
에는 쇠와 돌이라도 녹이는데 어떻게 차갑다고 할 수
있겠는가. 손진인孫眞人이 생맥산生脈散을 지어 여름철
에 사람들에게 먹게 했는데, 허하지 않다면 무엇 때
문에 썼겠는가. _동원

생맥산이란 인삼, 맥문동, 오미자 등이 맥을 생기게 한다는 의미인데, 여기서 맥이란 원기를 뜻한다._동원

심의 화 기운이 몹시 성하여 폐의 금 기운이 억제되면 신장의 수 기운이 끊어지므로 빨리 생맥산으로 습열濕熱을 없애야 한다. 폐는 수렴하려 하고, 심장은 늘어지는 것을 싫어하니 신맛으로 수렴해야 한다. 심화心火가 성하면 단맛으로 빼주어야 하므로 인삼의 단맛으로 오미자의 신맛을 돕는 것이다. 손진인이, "여름에는 늘 오미자를 먹어 오장의 기를 보하라"고 한 것은 이 때문이다. 맥문동의 약간 쓰고 차가운 성질은 신수腎水의 근원을 자양하고, 폐의 기운을 식혀줄 수 있다. 또한 황백黃柏의 쓰고 차가운 성질을 더하면 신장을 자양하여 양쪽 다리가 허약해지는 것을 낫게 한다._동원

4-5.
여름에 더위 먹었을 때의 치료법

중서^{中暑}라고 판단되면 빨리 큰 생강 한 개를 씹어서
찬물로 먹인다. 이미 정신을 잃었다면 마늘 한 개를
씹어서 찬물로 먹이되 씹지 못하면 물과 함께 갈아서
먹인다. 아니면 오줌 반 사발을 먹이거나 수레바퀴에
붙어 있는 흙 20g을 찬물에 풀어 가라앉힌 뒤 맑은
윗물을 마시게 한다._『단심』

중서로 정신이 혼미하면 갓 길어온 물을 양쪽 유방에
떨구면서 부채로 부쳐준다. 이때 찬물을 마시게 하면
죽을 수 있다._『사요』(四要)

더위를 먹었을 때에는 속을 시원하게 오줌을 잘 나가
게 하는 것이 가장 좋다. 더운 사기는 상하게 하므로

진기眞氣를 보해주어야 한다._『단심』

여름철에 찬 음식을 많이 먹거나 찻물이나 얼음물을 많이 마시면 비와 위가 상해서 토하고 설사하는 곽란이 생긴다. 더위 먹었을 때는 흔히 비와 위를 따뜻하게 하며 음식을 잘 소화시키고 습을 없애며 오줌이 잘 나가게 하는 약을 쓴다. 반드시 이러한 약을 쓰는 의미를 잘 알아야 한다._『단심』

여름철에 목욕을 하면 서병에 걸릴 수 있다. 목욕할 때 수기와 습기가 서로 부딪쳤기 때문이다._『입문』

여름철 길 위에서 더위를 먹고 쓰러졌을 때에는 빨리 그늘지고 서늘한 곳에 눕히고 절대로 찬물은 주지 말아야 한다. 수건 또는 옷을 뜨거운 물에 적셔서 배꼽과 기해혈氣海穴: 배꼽 중심에서 아래로 약 4센티미터 지점의 혈자리에 찜질하면서 뜨거운 물을 그 위에 부어 따뜻한 기운이 뱃속에 들어가게 하면 점차 깨어난다. 만일 뜨거운 물이 없으면 길가의 따뜻한 흙을 배꼽 위에 쌓아 놓고, 식으면 계속 갈아준다._『삼인』

4-6.
여름철의 양생법

위생가衛生歌에 다음과 같은 노래가 있다.

사계절 중 여름철이 조리하고 섭생하기
너무너무 힘이 드네
몸속에 묵은 추위 설사하기 아주 쉽네
신장 기운 보할 약은 없어서는 아니 되고,
차갑게 식은 음식 입에 대지 말아야지
심장 기운 왕성하고 신장 기운 쇠약하니,
정액을 아끼고 아껴 내보내지 말아야지
잠잘 때는 문을 닫고 마음을 고요하게
얼음물과 찬 과실이 지나치면 해로우니,
가을 되면 학질, 이질 생기기 십상이지

보통 더위가 극성을 부릴 때에는 열이 나도 찬물로 손과 얼굴을 씻지 말아야 한다. 잘못 하면 눈을 상하게 된다._『활인』

여름철은 정신을 빼앗기는 시기로 심장의 기운은 왕성하고 신장의 기운은 쇠약해진다. 신정腎精이 물처럼 되었다가 가을에 가서 엉기기 시작하고 겨울이 되어야 굳게 된다. 그러므로 이때는 성생활을 적게 하고 정기를 굳게 보양해야 한다._『활인』

삼복더위에는 더위가 기를 더욱 상하게 하므로 양생하는 사람들은 이때 더욱 조심하였다. 만일 지나치게 술을 마시거나 성생활을 하면 신장의 기운이 상하여 죽을 수도 있다._『입문』

사람의 심포락은 위胃의 입구와 서로 연결된다. 그래서 위장의 기가 좀 허하거나 배가 고플 때에 더위를 먹으면 더위의 독이 입과 코로 들어가서 어금니와 뺨에 몰렸다가 심포경락에 급속히 이른다. 그러므로 더울 때 외출했다 집에 들어오면 찬물로 빨리 양치하되 물을 삼키지는 말아야 한다._『직지』

낭송Q시리즈 서백호
낭송 동의보감 잡병편(1)

5부
축축한 기, 습濕

5-1.
습은 축축한 물의 기운이다

습濕이란 축축한 물의 기운[水氣]이다. 동남지방은 지대가 낮고 바람이 불고 비가 자주 와서 산과 늪으로부터 증기蒸氣가 위로 올라가 사람들이 습한 병에 걸리게 된다. 습이 경락經絡에 있으면 해질 무렵에 열이 나고 코가 막히고, 습이 뼈마디에 있으면 전신에 통증이 있고, 오장육부에 있으면 맑은 기와 탁한 기가 부딪쳐서 대변이 묽다. 오줌은 잘 나오지 않고 배가 불러 오거나 그득해진다. 습과 열이 서로 부딪치면 온몸이 훈증한 것처럼 누렇게 된다. _『입문』

물기에도 독이 있어 이것이 풍습風濕의 사기로 변하면 아프고 저리며 붓고 얼굴이 누렇게 되고 배가 불러 오른다. 습사濕邪는 피부와 다리와 손에서 시작하

여 점차 육부로 침투해 대소변이 잘 나가지 않게 된
다. 그리고 습이 오장五藏에까지 들어가면 갑자기 심
장을 치받아서 죽을 수도 있다._『신농본초경』(神農本草經, 이
하 '본초')

강과 호수에 떠오르는 안개 기운이 풍토병이 되고,
산의 계곡 속에 있는 물의 기운이 학질의 원인이 되
기도 한다. 차고 더운 것이 서로 부딪치면 뱃속의 응
어리가 생긴다. 이것은 모두 습사가 원인으로 한열을
발생시키고 뼈와 살을 여위게 한다. 이런 증상은 남
쪽 지방이 더 심하다. 이것은 모두 풍토병의 일종이
다._『본초』

5-2.
화와 열로 습이 생긴다

습濕은 본래 토土의 기운이고 화火와 열熱은 습토를 생기게 한다. 때문에 여름철 더울 때는 만물이 습윤해지고 가을철 서늘할 때는 만물이 마른다. 대개 열이 몰리면 습이 생기고, 습으로 인해 담痰이 생기므로 이진탕에 황금과 강활, 방풍을 가하여 쓴다. 그렇게 하면 풍을 몰아내고 습을 없앨 수 있다. 풍은 습을 말린다._『단심』

대체로 습으로 앓는 병은 흔히 열로부터 생기며 열기가 많으면 합병증이 생긴다._『구현』(鉤玄)

본래 습병은 저절로 생기는 것이 아니다. 화와 열이 몰려서 물이 잘 돌아가지 못하고 머물러 있기 때문에 수습水濕이 생기는 것이다._『구현』

음력 유월에서 칠월에는 습기가 매우 성하므로 폐의
기운이 습열의 사기를 받게 되면 차가운 수의 기운이
작용할 근원이 끊어진다. 수의 근원이 끊어지면 신장
의 기운이 부족해져 손발이 여위고 힘이 없으며 싸늘
해지는 위궐痿厥이 생겨 허리 아래로는 힘이 없어 움
직이지 못한다. 또 걸음걸이가 바르지 못하고 두 발
이 한쪽으로 비뚤어진다. 이때는 청조탕을 주로 쓴
다._『정전』

5-3.
습에는 내습과 외습이 있다

습에는 외부에서 들어온 것이 있고 안에서 생기는 것
이 있다. 동남지방은 지대가 낮아서 비와 안개, 이슬
이 자주 생기니 습기가 외부로부터 들어온다. 이것
은 하체에서 올라오기 때문에 다리가 무거워지거나
각기병脚氣病이 생긴다. 이때는 땀을 내어 흩어주어야
하고 만성병이면 잘 소통시켜 습사가 스며나가게 해
야 한다. 서북지방은 지대가 높아서 날것과 차가운
것, 국수, 유제품 등을 먹고 술을 마시므로 습기가 속
에 쌓여서 뱃가죽이 북처럼 팽팽하게 부풀고 속이 그
득한 고창臌脹과 온몸과 얼굴이 붓고 숨이 찬 부종이
생긴다. 치료는 대소변을 잘 통하게 해야 한다._『단심』

5-4.
안개와 이슬의 습한 기가 병이 된다

남쪽 지방은 지대가 낮고 습하다. 그래서 주변 산에 가까이 가면 산속에 생기는 아지랑이 같은 기운에 감촉되고 물가에 가까이 가면 습기를 받는다. _『유취』

광동, 광서 지역은 산이 높고 물이 나쁜데, 땅은 습하고 개울물은 뜨겁다. 만일 봄과 가을에 안개의 독기가 침범하면 오한과 신열이 나고 가슴이 그득하고 음식을 먹지 못한다. 이것은 장독瘴毒: 축축하고 더운 땅에서 생기는 독한 기운이 입과 코로 들어갔기 때문이다. _『입문』

남쪽 지방은 기후가 따뜻해서, 겨울에도 풀과 나무가 시드는 일이 없고 벌레가 겨울잠을 자지 않으며, 여러 가지 독이 더운 기운을 따라 생긴다. 치료하는 법

은 상한傷寒과 다를 것이 없으나, 겉과 속을 잘 구분해
야 하며 함부로 땀을 내고 설사시켜서는 안 된다.

_『유취』

촌구寸口: 손목의 맥을 짚는 곳의 음맥陰脈이 팽팽하면 안개
와 이슬의 탁한 사기가 신장에 침범한 것인데 이것을
'혼'渾이라고 한다. 음기로 인해 떨리게 되고 다리가
싸늘해지고 대소변이 허투루 나가며 배가 아프고 설
사하는데, 이때는 이중탕, 사역탕이 좋다.

촌구의 양맥陽脈이 팽팽하거나 가늘고 느리면 안개
와 이슬의 맑은 사기가 소장에 침범한 것인데 이것을
'결'潔이라고 한다. 이것은 양의 기운이 안개와 이슬
의 기운을 받은 것이다. 이때는 열이 나고 머리가 아
프며 목이 뻣뻣하고 허리가 아프며 다리가 시큰거린
다. 이때는 구미강활탕과 곽향정기산을 쓴다.

5-5.
습기는 몸에 침습해도 잘 깨닫지 못한다

풍風·한寒·서暑의 사기는 사람을 몹시 상하게 하기 때문에 곧 알 수 있지만, 습기濕氣는 훈증하여 서서히 침범하므로 잘 깨닫지 못한다. 밖에서 침범하는 습사는 늦은 여름 무더울 때 산과 늪의 증기가 올라오거나 비를 맞으면서 습한 곳을 다니거나 땀에 옷이 흠뻑 젖었을 때 들어온다. 대부분 허리와 다리가 붓고 아프다. 속에서 생기는 습사는 날것, 찬 것, 술, 국수 등이 비장을 막아 습열이 몰려서 생긴다. 주로 배가 불러 오른다._『입문』

사람은 생활하면서 습기에 노출되는 일이 가장 많다. 걷거나 서거나 앉거나 누울 때 자신도 모르는 사이에 습기를 받는다. 습이 울체되면 숨이 차고 기침이 난다. 습이 몸에 스며들어 토하고, 습이 몸에 스며들면서 내려가면 설사를 하고, 피부에 넘치면 부종이 생긴다. 습이 열을 막으면 황달이 생기고, 습이 온몸으로 퍼지면 몸이 무거우며, 습이 관절에 몰리면 온몸이 다 아프고, 습이 쌓여 담연痰涎이 되면 정신이 혼미해져서 사람을 알아보지 못한다._『직지』

5-6.
습병에는 여러 가지가 있다

습병에는 중습^{中濕}, 풍습^{風濕}, 한습^{寒濕}, 습비^{濕痺}, 습열^{濕熱}, 습온^{濕溫}, 주습^{酒濕} 그리고 파상습^{破傷濕}이 있다.

_『활인』

(1) 중습

얼굴빛에 광택이 있는 것은 중습이다._『내경 주』

중습의 맥을 짚어보면 맥이 가라앉으면서 완만하다. 습사는 비^脾에 들어가 뼈마디로 돌아다니기를 좋아한다. 습사에 상하면 배가 부풀어 올라 창만하고 권태감이 있으며, 팔다리의 뼈마디가 아프면서 답답하다. 온몸이 무겁기도 한데, 오래 되면 부종이 오고 숨이 차며, 정신이 혼미하여 사람을 알아보지 못한다.

풍증을 겸하면 어지럽고 구역질이 나고 딸꾹질을 한다. 한증寒證을 겸하면 손이 오그라들어 땅기고 아프다._『득효』

'외중습'外中濕은 더운 지방의 산과 숲, 안개가 짙은 곳에서 습열濕熱이 위로 올라갈 때 생기는 사기에 노출되었거나 비나 안개의 습한 기운을 받았거나, 먼 곳을 가면서 물을 건넜거나, 습한 땅에 오래 누웠거나 해서 생긴다.

'내중습'內中濕은 날것과 찬 것을 지나치게 먹었거나 기름기 있는 것과 술에 체했을 때 비장이 허해서 잘 소화시키지 못해서 생긴다._『만병회춘』(萬病回春, 이하 '회춘')

(2) 풍습

태양경太陽經이 풍습에 감촉되어 서로 부딪쳐서 뼈마디가 몹시 아픈 것은 습기 때문이다. 습이 있으면 뼈마디를 잘 놀릴 수 없기 때문에 아프다. 팔다리가 오그라들어서 구부렸다 폈다 하지 못하는 것은 풍사 때문이다. 땀이 나고 몸이 차며, 맥이 가라앉고 미약하고 숨이 가쁘며 오줌이 맑으면서도 잘 나가지 않는 것은 한사가 막은 것이다._『활인』

풍이 세면 체표를 지키는 위기가 허해져서 땀이 나고 숨이 가쁘며 바람을 싫어하고 옷을 벗으려고 하지 않는 증상을 보인다. 습이 세면 오줌이 잘 나오지 않으며 몸이 약간 붓는다._『입문』

풍과 습이 서로 부딪쳐서 온몸이 다 아프면 반드시 땀을 내어 풀리게 해야 한다. 날씨가 흐리고 비가 멎지 않을 때에도 땀을 내야 한다고들 하는데 땀을 내도 병이 낫지 않는 경우가 있다. 땀을 낸다고 하더라도 너무 내면 풍기는 없어졌으나 습기는 남아 있기 때문이다. 만일 풍습을 치료하려면 땀을 낼 때 약간씩 저절로 나도록 해야 풍습이 다 없어진다._중경

(3) 한습
대개 습증 중에 오줌이 붉고 갈증이 있는 것을 '열습'이라 하고, 오줌이 맑고 갈증이 없는 것을 '한습'이라 한다._『입문』

한습은 몸이 물속에 앉은 것처럼 무겁고 오줌이 잘 나오지 않고 설사한다. 이때는 삼습탕을 쓴다._『단심』

(4) 습열

풍·한·서·습·조·화 육기 가운데 습열로 된 병이 열
에 여덟아홉이나 된다._『단심』

『내경』에서는 "습사로 병이 되면 머리를 싸맨 것 같
이 무겁다. 습열이 없어지지 않으면 큰 힘줄은 줄어
들며 작은 힘줄은 늘어진다. 힘줄이 줄어든 것을 '구'
拘라 하고 늘어진 것을 '위'痿라 한다"라고 했다.

큰 힘줄이 열을 받으면 줄어들고, 작은 힘줄이 습을
받으면 늘어난다. 힘줄이 줄어들면 짧아지기 때문에
오그라들어 펴지 못하고, 늘어지면 약해져서 힘이 없
다._『내경 주』

머리는 모든 양기가 모이는 곳이다. 그 위치는 높고
그 기운은 맑으며 그 본체는 비었기 때문에 총명함이
그곳에서 나온다. 그런데 습기가 훈증하면 맑은 기가
잘 통하지 못해서 머리가 무겁고 머리에 무엇을 싸
맨 것처럼 시원하지 않다. 이를 제때 치료하지 않으
면 습이 쌓여 열이 생기고, 열이 정체되면 그 열이 피
를 상하게 한다. 그러면 피가 힘줄을 길러주지 못해
큰 힘줄은 오그라들게 되고, 습이 힘줄을 상하게 하

여 뼈를 단속하지 못하므로 작은 힘줄은 늘어지고 힘이 없어진다._『단심』

불 같은 기운이 발바닥에서부터 배로 치밀어 올라오는 것은 습이 쌓여 열이 되었기 때문이다._『정전』

습병일 때 뱃속이 편안하여 음식을 잘 먹을 수 있으면 병이 머리에 있는 것이다. 이는 한습이 침범한 것이므로 코가 막힌다. 약을 콧속에 넣어주면 낫는다. 과체 가루를 콧속에 불어넣어주면 누런 물이 나온다._중경

(5) 습온

'습온'이란, 이미 습에 상한 데다 또 더위를 먹어서 더위와 습이 부딪쳐서 생긴다. 습온이 있으면 양쪽 정강이가 싸늘하고 가슴과 배가 그득하며 땀이 많이 나고 머리가 아프며 허튼소리를 한다. 이는 태양경맥의 병증이지만 땀을 내지 말아야 한다. 땀을 내면 반드시 말을 못하게 되고 귀가 멀며, 아픈 곳을 알지 못하고 몸이 푸르게 되며 안색이 변한다. 이것을 중갈重喝이라고 한다. 이 병으로 죽었다면 의사가 치료를 잘못하여 죽인 것이다._『활인』

(6) 주습

'주습'은 입과 눈이 비뚤어지고 한쪽 몸을 쓰지 못하는 것이 마치 중풍과 비슷하며 혀가 뻣뻣하여 말을 잘 하지 못한다. 이때는 습독을 없애야지 풍병으로 여겨 땀을 내는 치료를 해서는 안 된다. 이때는 창귤탕을 쓴다._『원융』(元戎)

(7) 파상습

'파상습'은 상처난 곳으로 물이 들어가 이를 악물고 몸이 뻣뻣한 것이다. 이때는 모려를 달구어 가루를 낸 다음 상처부위에 붙이고, 이어 그 가루를 감초 달인 물에 타 먹는다._『득효』

5-7.
습병은 아프고 서병은 아프지 않다

서병暑病은 몸에 통증이 없다. 그것은 기만 상하고 형체는 상하지 않기 때문이다._『입문』

습병濕病은 온몸이 쑤신다. 중습일 때는 몸이 쑤셔서 옆으로 돌리기도 어렵고, 풍습일 때는 온몸이 다 아프다._『입문』

땅의 습기가 침범하면 피부와 힘줄, 혈맥이 상하게 된다. 습은 형체를 상하게 하는데 형체가 상하면 아프게 된다._『내경』

풍과 습이 서로 부딪치면 관절에서 열이 나면서 아프다. 관절을 잘 움직일 수 없어서 아픈 것은 습 때문이다. 오그라들면서 구부리고 펴지 못하는 것은 풍 때문이다._『활인』

5-8.
습병의 치료법과 두루 쓰는 약

습병을 치료할 때는 땀을 약간 내주고 오줌을 잘 나가게 하여 위 아래의 습을 제거해야 한다._『정전』

상초上焦에 습이 지나쳐서 열이 나면, 맛이 쓰고 성질이 온화한 약을 주약主藥: 주증을 치료하는 약으로 주된 작용을 하는 약으로 하고 달고 매운 약을 좌약佐藥: 주약을 도와 약물 작용을 조화시키는 약으로 써서 땀을 배출해야 한다. 이때는 평위산平胃散을 주로 쓴다. 습이 상초에 있으면 땀을 너무 많이 내면 안 되므로 마황과 갈근보다는 방기황기탕을 써서 땀을 약간 내는 것이 좋다._『단심』

습이 중초와 하초에 있으면 오줌을 잘 나가게 해야 한다. 이때는 습을 담담하게 스며 나가게 하는 오령

산을 주로 쓴다._『단심』

습병을 치료하는 방법은 오줌을 잘 나가게 하는 것이 우선이고, 비장을 보하고 기를 잘 돌게 하는 것은 그 다음 일이다._『직지』

술은 안개와 이슬의 기운을 없앤다. 옛날에 세 사람이 안개 낀 새벽길을 걷다가 한 사람은 무사했고, 한 사람은 병이 들었고, 한 사람은 죽었다. 무사한 사람은 술을 마셨고, 병난 사람은 죽을 먹었으며, 죽은 사람은 아무것도 먹지 않았다. 이것은 술이 안개와 이슬 기운에 노출되는 것을 막아주며 사기를 물리쳤기 때문이다._『본초』

5-9.
습병에 땀을 몹시 내면 치병이 된다

태양경의 병일 때 땀을 너무 많이 내면 치병痓病: 수족이

찬 것. 또는 목이 뻣뻣해지며 갑자기 이를 악물고 등이 뒤로 젖혀지는 병이

된다. 습병에도 땀을 많이 내면 역시 치병이 된다. 대

체로 땀을 지나치게 내면 망양증亡陽證이 되어 힘줄을

기르지 못하므로 힘줄이 땅기면서 치병이 되는 것이

다. 그 증상은 몸에서 열이 나고 발은 시리며 목이 뻣

뻣하고 오한이 나며, 때로 머리에 열이 나고 얼굴이

붉고 눈이 충혈된다. 또 머리만 흔들리고 얼굴을 실

룩거리고 갑자기 이를 악물며 등이 뒤로 젖혀지기도

한다. 이것을 '파상풍'破傷風이라고도 한다.

5-10.
습병의 금기사항

대개 습병에는 뜸을 뜨는 것과 설사를 시키는 것을 금한다. 만약 습병 환자에게 설사를 하게 하면 이마에서 땀이 나며 약간 숨이 찬다. 이때 오줌을 잘 누지 못하면 죽고 설사가 멎지 않아도 죽는다. _중경

습병에 설사를 시키면 숨이 차고 딸꾹질을 하며, 습병에 땀을 내면 치병이 생겨서 죽을 수도 있다. 그러므로 이 두 가지를 금한다. _『입문』

낭송Q시리즈 서백호
낭송 동의보감 잡병편(1)

6부
메마른 기, 조燥

6-1.
조병은 혈이 적어서 생긴다

『내경』에서는 "꺼끌꺼끌하고 물기가 없어 마르고, 뻣
뻣하고 피부가 터지는 것들은 모두 조燥에 속한다"라
고 하였다._『내경』

화열火熱이 지나치면 메마른 조금燥金이 약해져서 풍
목風木이 치성해진다. 이렇게 되면 풍목이 습토濕土를
누르고 열이 진액을 소모시켜서 조한 상태가 된다.
양이 실하고 음이 허하면 풍열이 수습水濕보다 치성
하여 조燥가 되는 것이다. 간은 힘줄을 주관하는데 풍
기가 심한 데다 조열이 더해지면 힘줄이 몹시 건조해
진다. 폐 기운은 수렴하는 것을 주관하는데 그 맥이
팽팽하고 껄끄러우면, 근육이 뻣뻣하고 땅기어 이를
악무는 증상이 생긴다. 조병燥病은 혈액이 적어져서

모든 뼈들을 영양하지 못하기 때문에 생긴다._『정전』

『내경』에서 "조한 것은 적셔 준다"라고 하였다. 이것은 혈을 길러주라는 말이다. 진액이 쌓이면 기가 생기고 기가 쌓이면 진액이 생긴다. 이때는 경옥고를 먹는 것이 좋다._『입문』

피부가 터져서 피가 나오며 몹시 아프고, 피부가 가렵거나 손발톱이 벌어지고 마르는 것은 다 화가 폐의 기운을 녹여 지나치게 건조해진 것이다. 이때는 사물탕에서 천궁을 빼고 생맥산을 합해서 쓴다._『입문』

6-2.
조병은 폐의 병이다

메마른 기, 조는 폐기의 근본이다. 폐의 기운이 열을
받으면 마르고 껄끄럽게 된다. 풍은 습을 억제하고
열은 진액을 소모시켜서 조증燥證이 된다. 겉이 조하
면 피부가 터지면서 가렵고, 속이 조하면 정精과 혈血
이 줄어든다. 상초가 조하면 목구멍과 코가 몹시 마
르며, 하초가 조하면 대소변이 막힌다. 이때는 당귀
승기탕을 쓴다._『유취』

『내경』에는 "조가 심해지면 마른다"라고 하였다. 또
주해에는 "조가 심해지면 진액이 줄어들어서 피부가
건조해진다"라고 하였다.

낭송Q시리즈 서백호
낭송 동의보감 잡병편(1)

7부
불의 기, 화火

7-1.
화에는 군화와 상화가 있다

오행은 각각 한 가지씩 성질이 있는데 오직 화만 두
가지 성질이 있다. 군화君火와 상화相火가 그것이다.
군화는 몸을 한 나라로 보았을 때 군주 역할을 하는
화이고 상화는 재상의 역할을 하는 화이다. 군화는
인화人火라고도 하고 상화는 천화天火라고도 한다. 속
은 음이고 겉은 양으로 움직이는 것이 화의 주된 속
성이다. 이름으로 말하자면 형체와 실질이 상생相生
하여 오행에 배속되는 것이 군화이다. 지위로 말하자
면 허무虛無에서 생겨나 제자리를 지키며 군화의 명
을 받아 움직이는 것이 상화이다. 움직여야 볼 수 있
기 때문에 상화라고 한다. 하늘은 만물을 생기게 하
므로 늘 움직이고, 사람도 살면서 늘 움직여야 하는
데 그것은 다 상화가 하는 일이다. _동원

7-2.
화는 원기를 빼앗아 간다

화火는 모든 물질을 사라지게 할 수 있다. 쇠를 녹이고 흙을 말리고 나무를 활활 태우고 물을 마르게 하는 것은 다 화이다._『단심』

화로 생긴 병은 그 해로움이 크고 그 변화가 빠르며 그 증상이 뚜렷하고 죽음이 빨리 닥친다. 사람에게 두 가지 화가 있는데 하나는 군화, 즉 인화人火이고 다른 하나는 상화, 즉 용화龍火이다. 기가 서로 교류하면 움직임이 많은데, 대개 움직이는 것은 다 화의 작용이다. 하지만 극도로 움직이면 병이 되어 죽을 수도 있다._하간

화가 함부로 일어나면 예측할 수 없이 변화하고 시도

때도 없이 진액을 말려 버린다. 그래서 음이 허해지면 병이 나고 음이 끊어지면 죽을 수도 있다._동원

몹시 성내면 간에서 화가 일어나고, 취하거나 지나치게 먹으면 위장에서 화가 일어나며, 성생활을 지나치게 하면 신장에서 화가 일어나고, 너무 슬퍼하면 폐에서 화가 일어난다. 심장은 중심이 되는 기관이므로 자체에서 화가 일어나면 죽는다._하간

화는 원기元氣·곡기穀氣·진기眞氣를 빼앗아 간다._동원

7-3.
상승하는 기운은 화에 속한다

찬 기운이 아래에서 올라온다고 말할 때의 찬 기운은
사실 찬 기운이 아니다. 간에서 상승하는 기가 간으
로부터 나와 상화와 함께 아래로부터 올라온 것이다.
열이 심한데도 스스로 차다고 느끼는 것은 화火가 극
에 이르면 수水와 비슷해지기 때문인데, 이것은 열이
몹시 쌓인 것이다. 양은 너무 지나치고 음은 너무 미
약해서 이런 증상이 나타나는 것이다._『단심』

기운이 왼쪽에서 올라오는 것은 간화肝火이고, 배꼽
밑에서 올라오는 것은 음화陰火이며, 발에서 배로 불
같이 뜨거운 기운이 올라오는 것은 극도로 허한 것이
다. 대개 화가 발바닥에서 일어나면 열 명 중 한 사람
도 구할 수가 없다._『단심』

7-4.
다섯 가지 열증

몸에는 오장에 따르는 열증이 있는데 그 증상은 각각 다르다._동원

(1) 간열

'간열'肝熱은 근육과 뼈 사이에 있다. 근육을 뼈가 닿는 만큼 눌러보았을 때 뜨거우면 간에 열이 있는 것이다. 이것은 오전 3시에서 7시 사이에 더욱 심해진다. 그 증상은 사지가 뻐근하고 대변을 보기 어렵고 쥐가 나며 성을 잘 내고 잘 놀라며 힘줄이 늘어지고 힘이 없어 자리에서 일어날 수 없다. 이때는 사청환과 시호음자를 쓴다._동원

(2) 심열

'심열'心熱은 피부와 살 사이에 있다. 살을 가볍게 눌러보면 바로 알 수 있다. 살짝 누르면 피모皮毛의 아래에서 열이 난다. 힘을 주어 눌렀을 때 열이 느껴지지 않는 것은 혈맥에 열이 있기 때문이다. 증상은 속이 답답하고 명치가 아프며 손바닥에 열이 나면서 헛구역질을 한다. 증상은 한낮에 더 심해진다._동원

(3) 비열

'비열'脾熱은 가볍게 눌러도 느껴지지 않고, 뼈까지 눌러도 느껴지지 않고, 중간 정도의 힘으로 눌렀을 때 뜨거운 감이 있는 것이다. 그 증상은 나른하여 눕기를 좋아하며, 사지를 가누지 못하고 움직일 힘이 없는 것이다. 증상은 밤에 더 심해진다._동원

(4) 폐열

'폐열'肺熱은 가볍게 눌러 보면 나타나고, 더 누르면 나타나지 않는다. 언뜻언뜻 피모 아래에서 나타난다. 증상은 숨이 차고 기침을 하며 오싹오싹하고 추웠다 더웠다 한다. 증상은 해가 기울쯤에 더욱 심해진다.

_동원

(5) 신열

'신열'腎熱은 가볍게 누르면 뜨겁지 않고 뼈에 닿도록 누르면 손이 뜨거워 불을 만진 것 같다. 뼈가 쑤시는 것이 흡사 벌레가 뼈를 갉아먹는 것 같고, 열에 견디지 못하고 자리에서 일어나지도 못한다. 이때는 자신환과 육미지황환을 주로 쓴다._동원

7-5.
음이 허하여 화가 동한다

열이 나며 기침과 가래가 나오고 피를 토하고 오후부터 밤까지 열이 나는 것, 얼굴과 입술이 붉은 것, 오줌이 붉고 잘 누지 못하는 것 모두 음이 허하여 화가 동한 것음허화동이다. 『회춘』

일정한 시간에 열이 나는 것, 밤에 땀이 저절로 흐르는 것, 기침을 하는 것, 가래가 많고 피를 토하는 것, 기력이 없는 것, 몸이 마른 것, 허리가 아프고 다리에 힘이 없는 것, 정액이 저절로 나오는 유정과 꿈속에서 사정하는 몽설夢泄, 이것은 모두 음허화동의 증상이다. 이때는 자음강화탕을 쓴다. 『입문』

7-6.
화와 열에는 허하고 실한 증상이 있다

잘 먹으면서 열이 나고 입과 혀가 마르며 대변을 누기 어려운 것은 실열實熱 때문이다. 이때는 맵고 쓰면서 성질이 매우 차가운 약을 복용하여 설사를 시켜서 열을 내리고 음을 보해야 한다. 맥이 크고 힘이 있는 것이 실열이다._동원

먹지 못하면서 열이 나고 저절로 땀이 나며 숨이 가쁜 것은 허열虛熱 때문이다. 이때는 달고 성질이 차가운 약으로 열을 내리고 기를 보해야 한다. 맥이 허약하고 힘이 없는 것이 허열이다._동원

오장五藏은 음陰으로 뼈, 살, 힘줄, 피, 피모를 주관한다. 오장은 음이 충분한데 오히려 열이 치성한 것은

실열이 있는 것이다. 그러나 뼈에 힘이 없으며 살이 빠지고 힘줄이 늘어지고 피가 마르고 털이 빠지는 것은, 음이 부족해서 열이 생긴 것으로 허열이 있는 것이다. _해장(海藏, 원나라의 의약학자 왕호고王好古)

실화는 안팎에 다 열이 있으며 갈증이 있고, 일정한 시간에 열이 나는 조열潮熱이 있으며 대소변이 잘 나오지 않는다. 열이 겉에 있으면 강활충화탕을 쓰고, 열이 안으로 들어갔으면 조위승기탕을 쓴다. 갈증이 나는 경우는 백호탕을 쓴다.

허화虛火일 때는 조열이 이따금 있고, 입은 말라도 물을 켜지 않는다. _『입문』

실화에는 황련해독탕 같은 것으로 열을 내려주고, 허화에는 인삼·백출·생감초 같은 것으로 보해준다.

_『단심』

7-7.
열이 있는 부위를 보고 장부의 열을 판단한다

『내경』에서는 "심열병心熱病이면 이마가 먼저 붉어지고, 비열병脾熱病이면 코가 먼저 붉어지고, 간열병肝熱病이면 왼쪽 뺨이 먼저 붉어지고, 폐열병肺熱病이면 오른쪽 뺨이 먼저 붉어지며 신열병腎熱病이면 턱이 먼저 붉어진다"라고 하였다.

심과 폐는 가슴과 등 사이에 있는데 심에 열이 있으면 가슴에 열이 나고 폐에 열이 있으면 등에서 열이 난다.

간담肝膽은 옆구리에 있는데 간담에 열이 있으면 옆구리에도 열이 난다. 신은 허리에 있는데 신에 열이 있으면 허리에도 열이 난다.

위장은 배꼽 위에 있는데 위에 열이 있으면 배꼽 위에도 열이 난다.

대장은 배꼽 아래에 있는데 대장에 열이 있으면 배꼽 아래에 열이 난다. _『강목』

7-8.
후끈 달아오르는 증병의 여러 가지

대개 주색을 너무 밝히거나 힘든 일을 심하게 하면 진수眞水가 마르고 음화陰火가 타올라 일정한 시간에 열이 나는 조열이 생긴다. 옛 의서에는 이것을 '증병' 蒸病이라 하였다. 기침과 열이 나고 피를 토하고 가래를 뱉고, 소변이 혼탁한 백탁白濁, 소변에 정액이 섞여 나오는 백음白淫, 유정이 있으며 잠잘 때 식은땀이 나는 도한盜汗이 있다. 또한 정신이 맑지 않고 점차 여위어서 나중에는 신이 극도로 허하여 생기는 허로증, 노극勞極이 된다._『정전』

증병에는 다섯 가지가 있다. 첫째, 골증骨蒸으로 그 뿌리가 신장에 있다. 둘째, 맥증脈蒸으로 그 뿌리가 심장에 있다. 셋째, 피증皮蒸으로 그 뿌리가 폐에 있다. 넷째, 외증外蒸으로 그 뿌리가 비장에 있다. 다섯째, 내증內蒸으로 그 뿌리가 오장육부에 있다. 증병은 다 음기가 부족하고 혈기를 기르지 못하여 골수가 마르기 때문에 생긴다. 신장은 뼈를 주관하는데 먼저 뼛속이 후끈 달아올라 '골증'이라고 하였다. -『유취』

폐증肺蒸이면 코가 마른다.

대장증大腸蒸이면 오른쪽 콧구멍이 아프다.

피증皮蒸이면 혀에 흰 설태가 끼고 피를 토한다.

부증腑蒸이면 정신이 흐릿하고 눕기를 좋아한다.

기증氣蒸이면 코가 마르고 숨이 가쁘며 콧김이 뜨겁다.

심증心蒸이면 혀가 마른다.

소장증小腸蒸이면 아랫 입술이 마른다.

혈증血蒸이면 머리카락이 바스라진다.

맥증脈蒸이면 흰 가래를 뱉고 허튼소리를 하고 맥이 완급하며 고르지 않다.

비증脾蒸이면 입술이 탄다.

위증胃蒸이면 혀 밑이 아프다.

육증肉蒸이면 밥맛이 없고 구역질하며 답답하고 열감이 느껴져 편안치 못하다.

간증肝蒸이면 눈이 어둡다.

담증膽蒸이면 눈의 흰자위에 제 빛이 없다.

근증筋蒸이면 손발톱이 마른다.

삼초증三焦蒸이면 금방 열이 났다 금방 추웠다 한다.

신증腎蒸이면 양쪽 귀가 마른다.

방광증膀胱蒸이면 오른쪽 귀만 마른다.

뇌증腦蒸이면 머리가 어지럽고 열이 나며 답답하다.

수증髓蒸이면 골수가 마르고 뼈에 열이 난다.

골증骨蒸이면 이가 검게 되고 허리가 아프며 발이 싸늘해진다.

둔증臀蒸이면 사지가 가늘어지고 혹은 붓기도 하며 장부에 열이 난다.

포증胞蒸이면 소변빛이 황적색을 띤다.

7-9.
가슴과 손발바닥이 뜨거운 오심번열

오심번열五心煩熱이란 화火가 비장의 기운 속에 뭉친
것이다. 사지는 비토에 속하는데, 심화心火가 비토에
몰려서 제대로 퍼지지 못하기 때문에 생긴다. "화가
몰리면 발산시켜야 한다"는 것은 이를 가리킨다.

남녀의 사지와 살갗, 근육이 뜨겁고 골수 속이 불에
쪼이는 것 같고 만지면 손이 뜨거운 것은 열이 비토
에 잠복되어 있는 것이다. 이것은 혈이 허하여 생긴
것이거나 찬 것을 과식하여 양기를 막았기 때문에 생
긴 것이다. 화가 몰리면 발산시켜야 하는데, 이때는
승양산화탕과 화물탕을 쓴다._동원

양쪽 손이 몹시 뜨거운 것을 '골궐'骨厥이라 한다.

7-10.
가슴이 답답한 허번,
때 맞추어 열이 나는 조열

'허번'虛煩이란 가슴속이 답답하여 편안하지 않은 것
이다. 『내경』에는 "음이 허하면 속에서 열이 난다"라
고 하였는데, 허번증은 음이 허하여 속에 열을 생기
게 하여 나타난 것이다. 허로증虛勞證이 있는 사람의
신장이 허하고 심장이 왕성한 경우, 상한傷寒으로 토
하고 설사한 후나 곽란으로 토하고 설사한 후에 진액
이 고갈되면 흔히 허번증이 생긴다._『의감』

심이 허하면 가슴이 답답하다. 또한 간장과 신장과
비장이 허해도 가슴이 답답하다. 『내경』에는 "여름의
맥은 심장의 맥이다. 이것이 나타나야 하는데 그렇
지 못하면 가슴이 답답하다"라고 하였다. 또한 "간장
과 신장과 비장이 허하면 몸이 무겁고 가슴이 답답하

다"라고 하였다. 이것을 보아 가슴이 답답한 것은 허해서 생김을 알 수 있다. 대개 폐는 허한 간을 누르고 비장은 허한 신장을 누르며 간은 허한 비장을 눌러서 가슴이 답답해지는 것이다._『강목』

'조열'潮熱이란 일정한 시간에 열이 나는 것이다. '한열'이란 추웠다 열이 났다 하는 것을 반복하는 것이며, '발열'이란 아무 때나 열이 나는 것이다._『의감』

날이 밝을 무렵 조열이 나는 것은 열이 양분에 있는 것인데, 이때는 폐의 기운이 주관한다. 이때는 백호탕을 써서 기 속의 화를 내려준다. 해질 무렵에 조열이 있는 것은 열이 음분에 있는 것인데, 이때는 신장의 기운이 주관한다. 이때는 지골피음을 써서 혈 속의 화를 내려준다._『정전』

7-11.
오열은 허증이고 오한은 열증이다

오열은 열증熱證이 아니라 허증虛證이다. 오한은 한증寒證이 아니라 열증이다._『단심』

『내경』에는 "음이 허하면 열이 난다"라고 하였다. 대개 양은 밖에 있어서 음을 보호하고, 음은 속에 있어서 양을 지키고 있다. 그런데 정신을 딴 데 두고 주색을 지나치게 탐하여 음기가 소모되면 양이 의지할 곳 없이 피부 표면을 떠돌다가 오열이 된다. 때문에 음이 허한 것으로 보고 치료해야 한다._『내경』

'오한'이란 비록 한여름일지라도 바람과 서리를 만난 것처럼 추운 것이다. 솜이불을 겹겹이 덮고도 추워서 떨리는 것은 오한이 심한 것이다._『내경』

『내경』에서는 "오한이 나서 몸을 떠는 것은 다 열증에 속한다"라고 하였다. 『원병식』原病式이라는 책에는 "열병을 앓으면서 도리어 추워하는 것은 사실은 한증이 아니다"라고 하였다. 옛사람들이 몹시 떠는 증상에 대승기탕을 써서 굳은 대변을 설사시켜 낫게 한 것을 보면 오한과 전율은 확실히 열증이다._『내경』

'고랭'痼冷은 몸은 오한이 나지만 입은 뜨거운 것을 좋아하는 병이다. 이것은 습담濕痰이 속에 쌓여서 양기를 막아 밖으로 내보내지 않아서 생긴 오한임을 알아야 한다. 유하간은 "화가 극도에 이르면 수와 같아져서 이러한 증상이 나타난다"고 하였다._『단심』

음이 허하여 나는 오열은 위험하다. 어떤 사람이 발목 아래에 늘 열감을 느껴서 겨울에도 버선을 신지 않았다. 그는 스스로 말하길 "나는 원래 체질이 튼튼하여 추위를 타지 않는다"고 자랑하였다. 단계가 말하기를 "이는 족삼음足三陰경맥이 허한 것으로 반드시 지금부터 성생활을 절제하고 음혈을 보해야 위험을 면할 수 있다"고 하였다. 그는 웃으며 대답하지 않았는데 결국 쉰 살이 되기 전에 위증痿證: 몸의 힘줄이 늘어지고 약해져 마음대로 움직이지 못하는 병증에 걸려 죽었다._『단심』

7-12.
음이 허하면 속이 뜨겁고 음이 성하면 속이 차다

황제가 물었다 "음이 허할 때 속에서 열이 생기는 것은 무엇 때문인가?" 기백이 대답하였다. "지나치게 일을 해서 피곤하면 형체와 기운이 쇠약해지고 비장이 허약하여 수곡의 기를 잘 흡수하지 못해서 상초의 기가 작용하지 못합니다. 위장이 오곡의 정미로운 기를 화생하지 못하면 위기가 막혀 위장에 열이 생기고 그 열기가 가슴을 훈증하므로 속에서 열이 나는 것입니다." 황제가 물었다. "음이 치성할 때 속이 차가운 것은 무엇 때문인가?" 기백이 대답하였다. "음의 차가운 기운이 치밀어 올라 한기가 가슴에 쌓여서 나가지 못하면 양기는 흩어지고 한기만 남아서 피가 엉기게 됩니다. 피가 엉기면 혈맥이 통하지 못해 속이 차가운 것입니다."_『내경』

7-13.
양허증과 음허증의 구별과 치료

양허陽虛와 음허陰虛의 병증을 단계丹溪는 명확히 구분
하였다. 밤낮으로 열이 심하지만 특히 낮에 심하고
밤에 덜하며 입맛이 없는 것은 양허의 증상이다. 오
후에 열이 나서 밤중이 되면 멎고, 밤중에 입맛이 있
는 것은 음허의 증상이다. 양허는 하루종일 열이 나
지만 음허는 오후에만 열이 난다. 양은 음을 겸할 수
있지만 음은 양을 겸하지 않는데 그것은 자연의 이치
이다. 양이 허한 증상은 그 원인이 위장에 있고 음이
허한 증상은 그 원인이 신장에 있다.
배가 지나치게 고프거나 지나치게 불러서 위장을 상
하면 양기가 허해지고, 성생활이 지나쳐서 신기腎氣
가 상하면 음혈陰血이 허해진다. 옛사람들은 음식과
남녀관계를 양허와 음허가 되는 단서로 삼았는데 이

것은 참으로 깊은 뜻이 있다. 약으로 말하자면 달고 성질이 따뜻한 것은 양기를 보하고, 쓰고 성질이 찬 것은 음혈을 보한다. 사군자탕을 써서 기를 보하고 사물탕을 써서 혈을 보하는 것이 이것이다. 만일 기와 혈 두 가지가 다 허할 때는 달고 성질이 따뜻한 약으로 기를 보해야 한다. 기가 왕성해지면 혈이 잘 생길 수 있기 때문이다. 혈만 허하고 기는 허하지 않을 때는 달고 성질이 따뜻한 약을 써서 기를 보해서는 안 된다. 기가 왕성하면 음혈이 더욱 더 소모되기 때문이다. 그러므로 양허와 음허를 잘 구분하여 단 약과 쓴 약을 조심해서 써야 한다._방광(方廣)

기가 허하여 열이 나는 때는 양을 끌어올려 발산시켜야 하는데, 이때는 사군자탕과 보중익기탕을 쓴다. 혈이 허하여 열이 나는 때는 음을 자양하여 열을 내려야 하는데, 이때는 사물탕에 황금, 황련, 치자를 가하여 쓰거나 자음강화탕을 쓴다. 기혈이 다 허하여 열이 날 때는 양을 끌어 올리고 음을 자양해주는 것을 겸해야 한다. 이때는 십전대보탕이나 인삼영양탕에 지모, 황백을 가하여 쓴다._『입문』

7-14.
화를 억제하고 열을 물리치는 방법

유학자들이 가르침을 세울 때 '마음을 바르게 하라', '마음을 가다듬어라', '마음을 기르라' 한 것은 다 심화心火가 망동하는 것을 방지하기 위함이다. 의사들이 가르침을 세울 때 '욕심을 끊고 마음을 비우라, 정신을 고요히 가다듬어라' 한 것도 심화가 함부로 망동하는 것을 방지하기 위함이다._단계

화가 함부로 동하게 해서는 안 된다. 화가 움직이는 것은 마음에 그 원인이 있으며 마음을 안정시켜야 심장의 화를 끌 수 있다._『입문』

정신이 안정되면 심화가 저절로 내려가고, 욕심을 줄이면 신수腎水가 저절로 올라간다._『입문』

심은 몸의 주재자이며 만사의 뿌리가 되니 모든 명령이 다 심에서 나온다. 그러니 심이 맑지 못하면 함부로 동하여 열이 물러가지 않는다. 그런데 열은 혈을 상하게 하고, 혈이 엉기면 기가 몰려 열이 더욱 물러나지 않는다. 따라서 열을 물리치는 방법은 혈을 고르게 해주는 데 있다. 이때는 천궁과 당귀를 쓴다. 만약 양이 겉에 떠 있으면 반드시 수렴해서 내려가게 해야 한다. 이때는 삼령백출산을 생강과 대추를 달인 물에 타 먹는다._『단심』

열은 다 심에서 나오므로 심혈을 맑게 해주지 않으면 안 되기 때문에 맥문동이 빠져서는 안 된다. 등심초는 경맥으로 끌어주는 인경약으로 쓴다.

대개 열이 많은 사람은 술을 마셔서는 안 된다._『입문』

술을 마시는 사람이 열이 나면 치료하기 어렵고, 술을 마시지 않는 사람이 술로 인해서 열이 나는 것도 치료하기 어렵다._『단심』

『동의보감』원 목차

동의보감 잡병편雜病篇

동의보감 탕액편湯液篇과 침구편針灸篇

침구편 침과 뜸(鍼灸)